Whole Person Care
Transforming Healthcare
Tom A. Hutchinson

Whole Person Care

実践編　医療AI時代に
心を調え, 心を開き, 心を込める

著　トム・A・ハッチンソン

訳　恒藤　暁

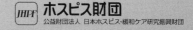
JHPF　ホスピス財団
公益財団法人 日本ホスピス・緩和ケア研究振興財団

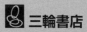
三輪書店

発刊にあたって

　公益財団法人 日本ホスピス・緩和ケア研究振興財団は 2001 年 1 月から活動を始め，このたび，20 年目を迎えました．本財団は，ホスピス・緩和ケアの向上・発展に貢献し，国民の保健医療の向上に寄与することを目的として，①ホスピス・緩和ケアに関する調査・研究事業，②ホスピス・緩和ケア人材養成事業，③ホスピス・緩和ケア普及・啓発事業，④ホスピス・緩和ケアに関する国際交流事業，に取り組んでおります (https://www.hospat.org/).

　特に Whole Person Care に関しては，ホスピス・緩和ケア人材養成事業における中核事業として位置づけています．本書の筆者であるハッチンソン先生を海外演者として招待し，国際セミナーをこれまでに 3 回開催してきました．また，2013 年から Whole Person Care ワークショップを毎年開催しています．さらに，2016 年には『新たな全人的ケア：医療と教育のパラダイムシフト』(青海社) を翻訳・出版しています．

　このたび，本財団の理事・事業委員長である恒藤先生のご尽力により本書を翻訳・出版できましたことをうれしく思います．前回の翻訳書では「新たな全人的ケア」と訳しましたが，従来の全人的ケアとは根本的に異なるため，本書においてはあえて訳さずに「Whole Person Care」という言葉を使用することにしました．

　Whole Person Care は本来患者さんやご家族に提供されるものですが，全ての医療従事者，さらに現代社会において全ての人々に必要とされるものであると考えています．「今この瞬間，ここにしっかりと存在すること」が私たちにとってますます重要になってきています．本書が多くの人々に読まれ，様々な領域で活かされますことを祈念しております．

　最後に翻訳・出版にあたって，三輪書店の大野弘嗣氏，当財団の国際セミナーにおいて通訳に協力してくださっている重松加代子氏に謝意を表します．

2020 年 4 月 15 日

柏木哲夫

公益財団法人 日本ホスピス・緩和ケア研究振興財団 理事長

目　次

第二部　Whole Person Care：意義

ジューンとケート，クレア，ノラに捧ぐ

前　文

　本書は，現在そして将来の医療に対する深い洞察から生まれたものである．私に
とって医療に携わることは恋愛と同じである．すべての恋愛がそうであるように，
距離を置いたり，困難になったり，苦悩したりする時がある．本書の目的は，苦悩
を避けることではなく，医師であれ，看護師であれ，その他の医療従事者であれ，
医学や医療がさらに大きなやりがいのあるものとなることである．Whole Person
Care により恩恵にあずかるのは，第一に患者である．そして，医療従事者もまた
恩恵にあずかることになる．

　本書は 2 部，18 章で構成されており，各章は独立している．しかし，本書は小
説と同じように最初から最後まで順に読み通してほしいと考えている．読者の皆様
が本書を享受されることを願うばかりである．

2017 年 2 月 23 日

トム・A・ハッチンソン

カナダ ケベック州モントリオール

緒　言

「現実の経験に遭遇し，魂の鍛冶場で

　私と同じ人種が未だかつて創出したことのない

　良心を鍛造する確率は

　100 万分の 1 である」

ジェイムズ・ジョイス（1914 年）

「私たちが探求を止めることはない

　探求の終わりは出発点に戻り

　その場所について初めて知ることになる」

Ｔ・Ｓ・エリオット（1942 年）

謝　辞

　本書は，過去 20 年以上にわたるマギル大学医学部の活力と包容力のある環境から生まれたものである．その環境と関わった人々は，前書[1]である『新たな全人的ケア：医療と教育のパラダイムシフト』の謝辞を参照していただきたい．私はそこに名前のある全ての人々に再度感謝の意を述べたい．特にマギル大学の「Whole Person Care」の生みの親であるバルフォア・マウント先生とマイケル・カーニー先生に謝意を述べたい．お二人がいなければ，本書を書くことは不可能であったであろう．

　また，デイビッド・エーデルマン学長，パスカル・モングレイン事務局長，ジェームス・マーチン医学部長といった，現在のマギル大学医学部のリーダーたちから Whole Person Care に対して多大なる支援を賜り，感謝の意を表する．

　さらに，マギル大学の Whole Person Care プログラムにおける同僚であるマーク・スミロビッチ，ステファン・リーベン，パトリシア・ドブキン，スティーブン・ジョーダン，クリスタ・ローラーとジョアンナ・キャロンにも感謝する．素晴らしいチームである．このチームがなければ，このようなことが起こることはなかったであろう．本書の原稿の作業に最も協力してくれたのは，コーディネーターのアンジェリカ・トディリアヌである．彼女の忍耐，努力，勤勉さ，心遣いに感謝している．

文献

1 ）Hutchinson TA, editior. Whole Person Care. A New Paradigm for the 21st Century. New York：Springer Science＋Business Media, LLC, 2011.

許諾と出典

第 1 章「医療の新たなビジョン」で用いた T・S・エリオットの "The Cocktail Party" については，以下に謝辞を述べる．

　T. S. Eliot による THE COMPLETE POEMS AND PLAYS, 1909-1962 からの "The Cocktail Party" からの抜粋，T. S. Eliot による著作権 ©1950 ならびに Esme Valerie Eliot による更新 1978，Houghton Mifflin Harcourt 出版社の許可を得て使用．無断複製禁止．

第 1 章「医療の新たなビジョン」で用いたクズネツォフの物語は，以下に謝辞を述べる．

　クズネツォフの妻デール・モントアから 2017 年 3 月 6 日に使用許可．

第 2 章「医学史における 6 つの運動」で用いたマイケル・カーニーの著作 "Mortally Wounded：Stories of Soul Pain, Death and Healing" については，以下に謝辞を述べる．

　マイケル・カーニーの "Mortally Wounded：Stories of Soul Pain, Death and Healing" からの引用，2006 年著作権マイケル・カーニー，マイケル・カーニーの許可を得て再版．

第 4 章「医療の中心」に用いたポール・ワツラウィック，ジェネット・ビーヴィン・バヴェラス，ドン・ジャクソンの著作 "Pragmatics of Human Communication：A Study of Interactional Patterns, Pathologies and Paradoxes" については，以下に謝辞を述べる．

　ポール・ワツラウィック，ジェネット・ビーヴィン・バヴェラス，ドン・ジャクソンによる "Pragmatics of Human Communication：A Study of Interactional Patterns, Pathologies and Paradoxes" からの引用，1967 年著作権 W. W. Norton & Company, Inc.，W. W. Norton & Company, Inc. の許可を得て再版．

第一部

Whole Person Care：ビジョン

第1章

医療の新たなビジョン

さもなければ手術を受けなさい.
主治医や外科医と相談する時も
老人ホームのベッドに行く時も
看護師長に話しかける時も
君が主体であり現実の中心である.
しかし,手術台に寝かされると
君は修理屋に持ち込まれた一つの家具となる.
君を取りまく仮面をつけた役者にとって
そこにある君は身体でしかない.
『君』は姿を消すのだ.
　　　　　Ｔ・Ｓ・エリオット『カクテル・パーティー』
(Thomas S. Eliot:1888 年～ 1965 年,英国の詩人,劇
作家,文芸批評家)

穏やかに受け容れるな

Do Not Go Gentle

　妻と私が 20 代前半だった時,妻がサルコイドーシスを発症した.肺門部リンパ節腫脹と結節性紅斑を伴う急性のものであった.当時,研修医であった私は,診断名はそうであっても,急性で自然寛解するものであると信じたかった.しかし,妻も私も「そうではないのではないか」と恐怖感を覚えた.胸部単純 X 線写真でのリンパ節腫脹は,非常に恐ろしく見えた.「リンパ腫ではないだろうか」「サルコイドーシスであるなら,どのように陰影は消えるのだろうか」「慢性疾患に移行しないだろうか」など次から次へと疑問が湧いてきた.

サルコイドーシスという診断名を全く知らないわけではなかった．私自身も 14 歳の時にサルコイドーシスと診断を受けたのである．その時のことを今でもはっきりと覚えている．放射線科医に渡すことになっていた封筒を開けるとサルコイドーシスという単語にクエスチョンマークが付いていた．図書館に行って調べたところ，肺，関節，皮膚，心臓などの複数の臓器が侵される可能性があることがわかった．5 年死亡率は 5 〜 10% と書かれていた．ぞっとした．処方箋を出してもらい，診療所を出た時のことをよく覚えている．その日はアイルランドの冬で，雨がうっとうしく降っており，腹部に違和感を感じた．通り過ぎる人を見ながら「この人たちは健康であるが，私は病人の仲間入りをした」「人生は終わった」と思った．

私の行動は，その時の気持ちからきていたのであろう．ある日曜日の午後，妻の病室を見舞った．周りにはあまり人はいなかった．静かにドアを閉め，見舞いの品を開けた．そして，シェリー酒のボトルとグラス二つを取り出し，二人でちびちび飲みながら，当時二人が気にいっていた小さなオランダ葉巻を 1 時間ばかりふかした．それで二人の気分は良くなったが，それはサルコイドーシスの治療法として勧められるであろうか．もちろんそうではない．しかし，当時の私たちにとっては正しい対応であったと思う．

病院の規則を無視して，どんな医師も推奨しないような行動をとって私たちは何をしようとしていたのであろうか．私は妻が「かの良き夜を穏やかに受け容れない」[1] と信じていた．それは 14 歳の時に私が恐怖感を覚えたのと同じであった．何が起こっても，妻はただの「患者」という存在になるのではない．私たちにとってよいと思われる人生を送り続けることが大切なのである．40 年以上の臨床経験の中で，どんなに病気が重くても，患者であることとは関係なく，自分の人生で「大切なことを守りたい」と思わない人は誰もいなかった．

救急外来を受診したエイズの末期患者のことを思い出す．患者は悪液質の状態であり，生命予後は数週と思われた．ある時，患者が「あなたとは一杯やりたいですね」と言ったので，「何を飲みたいですか」と私は尋ねた．患者は「アイリッシュ・コーヒー（アイリッシュ・ウイスキーをベースとするカクテル）」と答えた．翌日，緩和ケア病棟に入院している患者の病室にアイリッシュ・ウイスキーのボトル，クリー

ム，コーヒー，そしてグラス二つを持って行った．作法どおりアイリッシュ・コーヒーを入れ，私たちは座ってグラスを片手におしゃべりをした．患者は少し驚いたようであったが，大喜びしたようでもあった．

　サルコイドーシスやエイズなどの病気の治療の際に，葉巻の煙，シェリー酒，ウイスキーなどの有害なものを勧めているわけではない．しかし，そのようなことは些細な問題である．重大なことは，私がとった行動につながる潜在的な衝動に対応できる余地が，医療にあるかどうかである．具体的には，患者一人ひとりの特性，願い，希望を尊重し，さらに愛し，医療に取り入れながらクオリティ・オブ・ライフ（quality of life：QOL）を最大限に高めるために必要な力やエネルギー源として捉えることである．これは Whole Person Care が投げかけている課題であり，本書の主題でもある．

私の原点

Personal Origins

　Whole Person Care の起源は，主としてマイケル・カーニー先生（Michael Kearney：1953 年～．アイルランド出身の緩和ケア医．セント・クリストファー・ホスピスで研修後，『A Place of Healing』や『Mortally Wounded』などを執筆．マギル大学での Whole Person Care プログラムの開発に携わる)[2] とバルフォア・マウント先生（Balfour Mount：1939 年～．カナダの医師．緩和ケアの父といわれる．マギル大学での Whole Person Care プログラムの開発の責任者)[3] の働きによる．しかし，私の場合は異なり，家族療法のパイオニアであるバージニア・サティア先生（Virginia Satir：1916 年～ 1988 年．心理療法士，ソーシャルワーカー．家族療法の創始者の一人．成長モデルを提唱）の取り組みが私の原点である．1980 年代前半，私は腎臓内科医のスタッフとして臨床と研究に専心していた．同僚が家族療法士として有名であったサティア先生による 4 日間のワークショップに参加することを勧めた．妻と私はワークショップに参加することにした．同僚を信用していたので参加したが，何が行われるのかは全く知らなかった．参加して私は驚いた．はじめは混乱し度肝を抜かれた．サティア先生は対話型のセッションを開催し，参加者はス

テージに上がって彼女と一緒にロールプレイするように求められた．サティア先生は私の知っている理論のどれにも当てはまらないやり方で話をした．「フロイト派なのか」「ユング派なのか」「経験と勘によるものか」などの疑問がわいたが，私は両派については浅い知識しかなかった．

　今でも思い出すのは，ワークショップで取り上げられた家族関係に問題がある男性のことである．ある時点でサティア先生はロープを要求し，その男性をロープで縛り始めた．男性の片方の腕に結ばれたロープを妻に，片足に結ばれたロープを息子に，首に結ばれたロープを母親に繋いだ．そして，サティア先生は「この状態に覚えがありますか」と尋ねたところ，男性は「あります」と答えた．ロープはかなり強く締めつけられていたが，この時に男性はどのように感じていたのであろうか．それからサティア先生はロープを解き始めたが，私は怒りを覚えた．サティア先生はこのようなつながりがいかに重要であるかに気づいていなかったのであろうか．サティア先生は一貫性がないだけでなく，危険であると思った．それにもかかわらず，同時に私は可能性と希望を感じ始めていた．つまり，私自身も仕事，妻，両親，子どもたちに対する期待というロープに縛られていたことに気づいた．

　ワークショップが進むにつれて，私はさらにワクワクしたり，ドキドキしたりするようになった．ロールプレイが何度も繰り返されたため，自分も役をさせられるのではないかと恐れていた．2日目に名前を聞いたこともない漫画家のガリー・ラーソン氏（Gary Larson：1950年～．米国の漫画家．多数の1コマ漫画を新聞で連載）の役をするように言われた．どうやったらそのような役ができるであろうか．それでも助けてもらいながら，何とかそれなりにやることができた．それ以降，さらに好奇心をそそられ，より活動的になった．ワークショップが終わる頃には，「私たちの生活にも，これを取り入れる隙間を作ろう」と妻に言うまでになった．そして，生活においても，仕事においても，そのような試みを取り入れるようになった．

癒しの始まり

Initiating Healing

　本章の冒頭の物語は，「癒し（healing）」の過程の始まりであった[4]．それは人生のどの時点であっても，人生に元気や希望を与えるもの，また，大切にしているものに触れることによって始まる．医療現場では，人々の繊細かつ貴重な好み，大切なものや心から願っていることが踏みにじられることがあまりに多い．それでは癒しの過程は決して始まらないであろう．もしあの日曜日の午後，妻の病室に誰かが突然入ってきて，病院の規則を破ったと私たちを非難し，私の見舞いが禁じられるようなことになっていたら，癒しの始まりとはならず，むしろ「傷つくこと（wound-ing）」になったであろう．もし前述した「一杯やりたいですね」と言ったエイズの末期患者の願いをあっさりと退けていたら，同じような結果になったであろう．医療従事者はいつも意図せずに，そのようなことを行っている．

　病気，そしてまさに人生に取り組むためには，一人の人間として自分自身の価値観が尊重され，高められる必要がある．サティア先生はこのことを非常によく示していた．ワークショップの始まりにおいて私は疑問を抱いていた．しかし，サティア先生は私たち一人ひとりに人間としての温かい関心と信頼を示してくれたので，サティア先生の呼びかけに次第に耳を傾けていった．何一つ病的なものはなく，全てが潜在的に有益で価値があると思われた．サティア先生は「人生によって人々は傷つけられるのではなく，生きることによって深みが増すのです」と表現した．私の問題のある生い立ちが，回復困難な傷から，人生で取り組むべき独自の資質を与えてくれるものに突如変わったのである．

患者から病気を分離する

Separating the Patient from the Disease

　人間を診断名から分離することは，病気を治療できるか否かに関係なく治療的価値がある．転移性膵がんの末期患者のことが思い出される．患者は50代の魅力的

な男性で，不動産事業で成功したやり手であった．ランニング中に両側の大腿部と股関節に痛みが出現した．家庭医を受診したところ，非ステロイド性抗炎症薬が処方され，ランニングは続けてもよいと言われた．それでも痛みが続いたため，再受診したところ，別の非ステロイド性抗炎症薬が処方された．しかし，痛みは悪化し，最終的に整形外科医の診察を受け，CT 検査を受けたところ転移性の末期膵がんと診断された．その病名を聞いた時の患者の反応はどうであったか．患者は病名を聞いてホッとしたのである．患者が心配していたことは人間として問題があるのではなく，病気が問題であることが判明したからである．

　医学は何千年も患者から病気を分離してきた．この過程に関する最近の歴史は，ロバート・アロノウィッツ先生（Robert Aronowitz：1953 年〜，米国の医師，医学歴史家）が詳しく述べている[5]．病気が認められなくても，部分的にしか認められなくても，患者の苦しみを重視するのが医療従事者の重要な役割である．病気が認められれば，多くの効果が期待される．まず病気に対する治療の道が開かれるであろう．たとえそうでなくても，病んでいる人間ではなく，病気のある健全な人間としての成長や成熟への道が開かれるのである．

アルコホーリクス・アノニマスの物語
The Story of Alcoholics Anonymous

　ビル・ウィルソン氏は知的で優秀なビジネスマンであった．しかし，人生において深刻な問題を抱えていた．彼は当時の言葉で言えば，大酒呑みの酔っぱらいであった．それでも彼は，最終的には 20 世紀で最も成功した社会運動のリーダーの一人となった．どのようにしてそうなったのであろうか．

　サミュエル・シェム氏とジャネット・サリー氏の舞台[6]で演じられているが，それはオハイオ州アクロンの開業医であったボブ・スミス先生との出会いから始まったのである．スミス先生も酔っぱらいであった．「酔っぱらいに必要なのは，別の酔っぱらいである．酔っぱらいだけが自分たちの問題を理解できるからである」とウィルソン氏は見通していた．そこからスミス先生は医学的な診断に導くこ

とに貢献した．酔っぱらいは道徳的に弱い人間，精神的に問題がある人間，意志の
弱い人間ではないのである．つまり，酔っぱらいとは，アルコール依存症と後に診
断される医学的な問題を抱えた人間のことである．アルコール依存症は完治させる
ことが困難であるが，アルコホーリクス・アノニマス（Alcoholics Anonymous：飲酒問
題を解決したいと願う相互援助の集まり［自助グループ］．直訳では「匿名のアルコール依存症者
たち」となる）は，アルコール依存症の人間が「回復」と呼ばれる成長への過程にお
いて，お互いが健康な部分を用いて相互支援する力を与えることにある．

医療の意味合い

　患者から病気を分離することは，医療においてどのような意味があるであろう
か．第一は，疾病経過を詳細に記述して科学的に理解することである．それによ
り，西洋医学を発展させることができたのである．過去には漠然かつ不可解であっ
たものが，今では根拠，明瞭性，多くの場合では病因などに基づいて診断できるよ
うになった．昔，労咳（ろうがい）といわれた病気は，結核菌によって生じる肺結核
になった．以前はストレスにより消化性潰瘍になると考えられていたが，今ではヘ
リコバクター・ピロリ菌が原因であると理解されるようになった．エイズは生き方
に対する天罰ではなく，ウイルス感染であることも分かっている．病気をより理解
すればするほど，ますます患者を罪悪感から解放することができるのである．今で
は，病気に対する取り組み方を支援できるのである．

　第二は，医師の仕事が予想以上に複雑になったことである．医師の仕事は病気を
単に診断して「治療」することであると考えられているかもしれない．しかし，病
気から分離された患者の「人間」の部分はどうしたらよいであろうか．第一の仕事
と同様に第二の仕事も重要である．それは病気と向き合って「癒し」を促すことで
ある．この過程こそが，マウント先生，カーニー先生，そしてサティア先生が述べ
ていることである．病気の治療と癒しの促進の両者に医療従事者は責任があるのか
というと，まさにそのとおりである．これこそが Whole Person Care の真意なの

である．非常に難しいように思われるかもしれないが，実践すれば患者も医療従事者も両者が恩恵にあずかることができるのである．そもそもほとんどの人が医療の道に進んだ理由がそこにあると信じている．このことをさらに説明する代わりに，私自身の臨床経験を紹介する．

苦悩の中にある恵み

Grace under Pressure

　K氏に出会ったのは，ロイヤル・ビクトリア病院の外科病棟であった．彼は肺がんに伴う重篤な合併症のために入院していた．凝固系亢進により静脈だけでなく動脈にも血栓がみられ，両下肢の動脈は閉塞していた．足部は壊疽を起こして黒く変色し，非常に激しい痛みがみられた．私は緩和ケアチームとして疼痛マネジメントのために診察するように依頼された．3カ月にわたって症状マネジメントと苦悩の中にあるK氏とそのパートナーの支援を試みたが，非常に困難であった．

　この患者に最初に会った時，「不屈な男」という好印象を受け，その我慢強さに敬服した．しかし，K氏は明らかに苦悩していた．神経障害性疼痛の治療薬としてメサドンの投与を開始し，他の鎮痛薬を調整したところ，痛みは比較的良好にマネジメントすることができた．オピオイドによる幻覚や様々な副作用が頻繁に出現したが，その都度，何とか対処した．痛みの治療が第1段階であった．痛みはこの患者の苦悩そのものではないが，痛みが速やかに緩和されなかったり，人生の肯定的なことと関連しなかったりすると苦悩の原因となる．K氏の場合，痛みと彼の人生との関連はなかった．

　第2段階として腫瘍内科医が患者を診察したところ，化学療法の適応はないと診断された．重篤な合併症を伴う治療対象とならない末期肺がんで，生命予後が数カ月であるという厳しい現実に患者は向き合わなければならなかった．抗凝固薬であるヘパリンが最大投与されており，毎日モニタリングする必要があるため，家に帰ることは不可能であった．ヘパリンを皮下注射に変更して一度退院したが，虚血の症状が急速に悪化し1日で病院に戻ってきた．おそらく亡くなるまでヘパリンを投

与されながら，入院せざるをえないと考えられた．

　私たち緩和ケアチームは疼痛マネジメントのためにこの患者を毎日診察し，その重要性は次第に増していった．主科である心臓血管外科は状況に対して寛容で，理解を示してくれた．しかし，インターベンションや手術の適応がないため，自分たちの診療科の患者とは思っていなかった．腫瘍内科は時折診察するが，できることはないと考えていた．緩和ケアチームは緩和ケア病棟への転棟の可能性を検討した．ヘパリンが最大投与されていることについて，対処が不可能なわけではなかったが，K 氏のパートナーが緩和ケア病棟を訪れたところ，「静かすぎて死の影を感じる」と言って拒んだ．

　緩和ケアチームは患者を毎日診察し，K 氏とパートナーは緩和ケアチームの訪問を心待ちにするようになった．パートナーが病室にいない時に診察することもあったが，そのような時はパートナーが非常に残念がった．それから緩和ケアチームは午前中のほぼ同じ時間に患者を診察するようになった．緩和ケアチームは腰を掛け，20 分ほど彼らと一緒に過ごした．この診察は患者へのケアと癒しの促しが目的であった．

　緩和ケアチームの診察は通常 3 つの要素から構成されていた．第一は患者の症状を評価して，薬剤を調整することである．ここでは，緩和ケアチームが主に担当者となり，K 氏は患者となった．第二は患者の次の療養場所について話し合うことである．すでに述べたように緩和ケア病棟への転棟の可能性や心臓血管外科からの転院の圧力などへの対応も含まれていた．ここでは，緩和ケアチームが主に患者のアドボケーター（advocator：代弁者）となり，関係する部署に直接話をしたり，病院からの転院の要請に対する抵抗の仕方を話したりした．これは奏功し，患者は外科病棟にとどまることができた．第三はこれら 2 つの要素がなければ起こらないことであるが，この部分が最も興味深いものである．それは癒しに関するもので，K 氏とパートナーの人となりを知ることであった．二人とも話をして楽しい人たちであった．K 氏はロシア人であり，パートナーはモホーク族（北米先住民の一部族）の血を引いていた．患者は以前のロシアでの「物語」を語った．患者はソビエト連邦が崩壊（1991 年 12 月）する前に国を出たいと願う気ぜわしい若者であった．陸路，おそ

らく水路からも国外脱出を試みたが，成功しなかった．そこでより過激な手段をとることにした．患者と数名の友人は銃を購入し，民間飛行機をハイジャックする計画を立てたところ，計画を実行する前にKGB（ソビエト連邦の国家保安委員会）によって検挙されたのである．その後，シベリアに送られ7年間過ごし，他の囚人から多くのことを学ぶことになった．

　緩和ケアチームはこのほかにもいろいろな興味深い物語を聞き釘付けになった．患者の物語の内容よりも，患者が話を聞いて自分のことを理解してほしかったということが重要である．シベリアでの体験により，患者は厳しい病状に対して覚悟ができ，外科病棟での何カ月にもわたる入院生活に耐えることができたのであろう．しかし，重要なのは緩和ケアチームが患者の話を単に聞いたことではなく，時間をかけて，患者の物語に心から興味をもち，才覚のある人物として会いに行き続けたことである．私は患者と友達になったわけではない．医療制度の中で，私は患者と人間関係を築いていったのである．私のアイルランド人としての人生に対する姿勢が，ロシア人の男性にとって人間関係を築きやすかったのであろう．自分がこのような状況に置かれたと考えると，患者の病気に対する取り組み方の見事さに気づいた．もし私が同様の立場になったら，K氏のように命の限り生ききることはできなかったと思う．学生時代，西インド諸島で活躍した偉大なクリケット選手であったフランク・ウォレル氏（Frank Worrell：1924年〜1967年，クリケットの名選手）の想像を絶する動きを見て非常に感動したことがある．K氏からはそれに近いものを感じた．私の尊敬と賞賛の気持ちを患者は感じていたかもしれない．そうであったと願っている．私は患者の何か大切なことにおいて役に立てたのではないかと思っている．

　緩和ケアチームが主として支援したというよりも，K氏とパートナーが自分たち自身で「癒しの旅」を見出したのである．二人の関係はさらに深まった．「二人は元々仲がよかったのですが，さらに親密になることができました」とパートナーは言った．二人は結婚することを決め，私たちは外科病棟の病室での結婚式に参列した．二人の影響は病室の外へ拡がり，外科病棟の多くの看護師がK氏のケアに関わりたいと思うようになった．私が日本訪問中にK氏は亡くなった．その後，緩

和ケアチームのメンバーはK氏の妻とその姉妹に会うことになった．スマッジングの儀式（Smudging Ceremony：いぶしによる清めの儀式）用のモホーク族の非常に美しい羽飾りを贈り物としていただいた．「これは癒しを象徴しており，あなた方が行っていることです．これを緩和ケアチームの皆様に贈ります」とK氏の妻は言った．

結　論

Conclusions

　本章の冒頭に述べた物語に戻りたいと思う．私の妻がサルコイドーシスを発症した時に妻と私が最も恐れたことは，自分の人間性を喪うのではないかということであった．それは私が14歳の時に私自身が恐れたことでもあった．これは病気になった時に全ての人が恐れることの中心であろう．病気による打撃を受けて自分の人間性を損なうことであろう．Whole Person Care が意味するところは，治療可能なものに対しては最善の治療を尽くすが，同時にかけがえのない大切な全人（whole person）としての患者と思いやりのある関係を育み，いかに病気と共に生きていくかを患者が学んでいく中で，必要となる癒しの旅において支援できるようにすることである．

　医療における Whole Person Care の方法と意味をこれから検討することになるが，その前に第2章において，この重要な使命からどうして医療が遠ざかっていったかを医学史からみていくことにする．

文献

1）Thomas D. Selected poems 1934-1952. Revised ed. New York：New Directions Publishing Corporation, 2003. p.122.

2）Kearney M. A place of healing. Working with suffering in living and dying. New York：Oxford University Press, 2000.

3）Mount B, Kearney M. Healing and palliative care：charting our way forward.

Palliat Med 2003；17(8)：657-658.

4) Hutchinson TA, Mount BM, Kearney M. The healing journey. In：Hutchinson TA, editor. Whole person care：a new paradigm for the 21st century. New York：Springer, 2011. p.23-30.

5) Aronowitz RA. Making sense of illness. Science, society, and disease. New York：Cambridge University Press, 1998.

6) Shem S, Surrey JL. Bill W. and Dr. Bob. Toronto：Samuel French, 2011.

◆ 第2章
医学史における
6つの運動

人類はどの時代でもどこの地域でも同じである.
この点において, 歴史は新しいことや
めずらしいことは何も教えてくれない.
歴史が役立つのは, 人類が本質において
普遍的であるという原則に気づくことだけである.
デイヴィッド・ヒューム
(David Hume：1711年〜1776年, スコットランド出
身の哲学者)

シャーマニズム

Shamanism

　1990年代に北米においてシャーマニズム (シャーマンを媒介とした超自然的・霊的存在
との交渉を中心とする宗教様態) の主導者であるマイケル・ハーナー氏 (Michael Harner：
1929年〜2018年, 米国の人類学者, 教育者, 作家)[1] が主催する4日間のワークショップ
に私は参加した. どこかで石をなくしてしまったため, ワークショップはがっかり
した気分で始まった. その石はグレープフルーツぐらいの大きさで, ワークショッ
プに持ってくるように言われていた. モントリオールを出発してからニューヨーク
州に到着し, ワークショップ初日の朝を迎えた頃にはその石は消えていた. 私は愕
然とした. そのことを伝えると, 口髭を生やした50代で元気のよいハーナー氏は
笑った. それで自分がこのワークショップに対して少しとらわれすぎていたことに
気づいた. 特に非日常的なことを探ることを目的としたワークショップに参加して
いる間も, 私は非常に日常的な現実にこだわっていたとも言える.

14

それが理由なのかもしれないが，ワークショップによって影響を受けたものはほとんどなかった．自分の理解を超えたものを信じるようにと言われているように感じた．その中の一つは，代わりの石を準備したが，私の石の模様が何を意味するかというものであった．偶然にできた模様に深い意味があるとは到底信じることができなかった．また，ドラムの音に合わせて皆で踊っていた時，ハーナー氏はトランス状態（日常的なものとは異なる意識状態．忘我・恍惚の状態など様々な変性意識状態）になっている人を選んだ．自分はそのような状態になれずイライラした．選ばれた人は必要以上に大げさに振る舞っていたのではないかとも思った．4 日間のワークショップが終わり，ドラムの音が録音されたテープを入手してこの現象を習得したいと思った．指導どおりドラムの音に合わせて瞑想し，黄泉の国（死者の世界）に降りていく様子を想像しようとした．しかし，そのようなことを信じることはできなかった．文化と歴史があまりにもかけ離れすぎており，その隔たりを埋めることが私にはできなかったのであろう．

とはいえ，シャーマニズムは有史以前の医療の起源であると考えている．さらに，このテーマの書物を読み，カナダ先住民族の大首長である神霊治療家やアルゴンキン族（カナダ・米国東部に住む北米先住民族）の祈祷師を見たり聞いたりもした．私が学んだことを以下に記す．

患者と病気を分離することは，古代シャーマンが行なっていたことにおいて本質的な部分である．これは様々な形で表現される．シャーマンは患者の身体に侵入した力を吸い出したり，問題の原因と考えられる物体を実際に吸い出したりするようにみえる[2]．また，時代や文化によっては，おそらく他の部族の人や悪霊の侵入が病気の原因であることをシャーマンが明らかにしたり，侵入した人や悪霊に対して力を注いで追い出したりする．人間は元来健康であり，病気は自然なことではなく，治療は侵入したものを根絶させる必要があるというのが基本的な考え方である．これは，人間を病気から分離するという 21 世紀の医療の考え方とまさに同じである．

病気の原因を追い出すことのほかに，元来健康な人間の力を増強させることがシャーマンのもう一つの働きである．これは様々な形で行われるもので，特定の文

化の人々にはまさしく本物であると考えられている．シャーマンは黄泉の国を旅して患者の魂を取り戻すこともある[3]．21 世紀の医療にも同じことがいえる．私は14 歳で病気になった時（p.3），自分自身や自分の魂を失うのではないかと恐れた．「そのようなことは起きない」「たとえそのようなことが起きても，必ず回復する」などと言って安心させてほしかった．

　また，シャーマンは動物の姿をした霊と交信しながら患者の力を回復させることがある[4]．この部分は，シャーマニズムにおいて私が共感できないところである．しかし，人は病気になると個人的あるいは文化的な力のお守りや魔除けを身に付けたくなるものである．それらは動物が象徴しているものなのであろうか．K 氏（p.9）が反抗的であった青年時代やシベリアでの体験を語ったのは，そのような理由によるものなのであろう．K 氏にとって自分に力があった頃の体験を振り返る必要があったのであろう．

　シャーマンは，「傷ついた癒し人（wounded healer：人生の中で傷ついた治療者が，自らの傷を自覚することで，他者の傷を理解して，それがお互いの癒しに至ること）」[5]の原型である．文化によって異なるが，シャーマンの誕生には，いずれにおいても病気，死，蘇りの何らかが関わっている．思いがけず身体的，精神的あるいは両方の病気になったり，病気のようにみえるイニシエーション（通過儀礼）を体験したりすることが関係する．シャーマンには絶体絶命のような体験が必要であるように思われる．イヌイット（アラスカ北部からカナダ北部などの氷雪地帯に住む先住民族）の秘伝を授けられたイグジュガルジュク氏は，雪小屋に食料なしで 30 日間閉じ込められた[6]．湯以外に口にできるものはなく，ただ守護霊の助けを待つだけであった．人間にとって最も恐ろしい飢えと寒さを体験し，「苦悩と死に直面せざるを得なかった」とイグジュガルジュク氏は述べている．守護霊が夢の中に現れて生き延びることができ，そしてシャーマンになったのである．単に病気になったり苦悩したりするだけではなく，その体験を切り抜けることを可能とする，何か偉大なものに触れることでシャーマンになるのである．この両方が必要なのである．カーニー先生（p.4）が指摘しているように，傷ついた癒し人として関わることが癒しを促す鍵となる[7]．「私は傷ついた癒し人として，兄弟姉妹のようにあなたに関わる．今，あなたは病

気になっているが，私も同じようにいつかは病気になる．シャーマンの場合はより力強く，過去にあなたと同じように病気になった自分の経験によって，あなたの経験に直接関わる．さらに，自分はそこから抜け出す道を見出したので，あなたにとって可能であるものを示す．これがシャーマンの最も深遠かつ重要な部分である」と私は考えている．

　病気の原因である侵入物を取り除くことが「治療」であり，自分の内なる力を高めることが「癒し」であるとすれば，シャーマンは一人で両方を具体的に行っていることになる．このことは数千年にわたる狩猟採集文化の社会でも続いたと思われる．文化や生活様式が変化するにつれ，古代ギリシアの医療にみられるように，治療と癒しの 2 つの機能は分離されるようになった．

古代ギリシア：癒しから治療の分離
Ancient Greece：The Separation of Curing from Healing

　カレン・アームストロング氏（Karen Armstrong；1944 年〜，英国の作家．比較宗教学の著作を多数執筆）は，「古典ギリシア語では，ロゴス（logos）とミュトス（mythos）を区別している」[8] と明言しており，これは私の好きな説明である．ロゴスとは，生活における言葉，理性，思想であり，具象的，論理的，実用的である．一方，ミュトスとは，神話，夢，意味であり，抽象的，非論理的，非実用的であるが，極めて重要である．「ギリシア人はこの 2 つを混同することはなかった」とアームストロング氏は強調している．確かに医療においても，ギリシア人はこの 2 つを明確に区別していたようである．

　カーニー先生の著書によると，古代ギリシア人は病気になると 2 つの助けを求めたようである [9]．第一の助けは，神殿に行って癒しの神であるアスクレピオス（Asklepios：ギリシア神話における癒しの医術の神）に会うことである．祭司と共に神殿の癒しの儀式に参列し，この目的のために造られたアバトン（至聖所）といわれる場所にこもり，眠りに就く．そして，夢でアスクレピオスが現れるのを待つのである．翌日，夢を報告する．この夢が癒しのイニシエーションとなる．「病人の内面

から生まれる一体性の感覚に向かう行動である」とカーニー先生は表現している.

　第二の助けは，神殿の外れにいるヒポクラテス（Hippocrates：紀元前460年頃～紀元前370年頃，古代ギリシアの医師.「医学の父」と呼ばれる）のような治療者に会うことである. 治療者は神殿を行き交う病人に会い，治療できるものは治療しようとした. 神殿における儀式は明らかにミュトスの世界であり，ヒポクラテスの治療は確実にロゴスの世界である. ヒポクラテスは病人を観察し，理論と原因を考察し，治療薬を処方した. 弟子たちがまとめた倫理的規範は，現在の『ヒポクラテスの誓い』の礎となっている.

　古代ギリシアの癒しの神はシャーマニズムと強く結びついている. アスクレピオスは，神であるアポロン（Apollo：ギリシア神話のオリンポス十二神の一柱）と人間である母親の子として生まれた. 母親は出産時に亡くなり，ケイロン（Chiron：ギリシア神話における半人半馬の怪物であるケンタウロス族の賢者）によって養育された. アスクレピオスはケイロンから癒しを学んだ. ケイロンはシャーマンの旅をほぼ完璧に再現している. 図2.1に描かれているように，そもそもケイロンは猟犬を連れ，捕まえた獲物を持ち運ぶ狩人と捉えられており，ギリシア人が置き去りにした狩猟採集文化と密接に関係している. また，ケイロンは半人半馬のケンタウロス族であり，動物の力を体現している. さらに，カーニー先生が指摘するように，ケイロンは傷ついた癒し人である[7]. ケンタウロス族の人々と一緒にいた時に争いに巻き込まれ，毒矢がケイロンの膝に命中し傷を負い，その傷は癒えることがなかった. その傷により，人々の癒し人となったのである. 他の人に代わって危険で深淵な癒しの旅を続けた. 「ヘラクレスが戻って来た日，ケイロンは，神々を嘲笑したために罰せられていたプロメテウスの身代わりとなって不死を放棄した. 同時にそれは不治の傷の苦痛から解放されることでもあった. ケイロンは死に，黄泉の国に降り，死の暗闇の中に9日間いた. その後，ゼウスはケイロンを憐れんで，とりはからい，永遠の生命を回復させたので，ケイロンは天に上げられて射手座になった」とカーニー先生は記述している[5].

　しかし，ケイロンも養子のアスクレピオスも，病気と癒しを体験したが，患者から病気の侵入を分離する力のある生身のシャーマンではない. 概念と思考様式を分

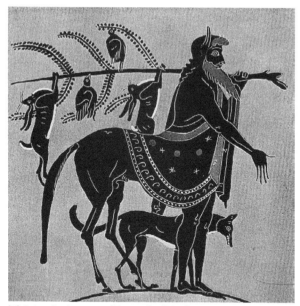

図2.1　ケイロン：傷ついた癒し人
（出典：Heidelberger historische Bestände - digital：Archäologische
Literatur Universitätsbibliothek Heidelberg）

離する華々しいギリシア社会では，このような働きは異なる専門家に委ねられた．
神殿の祭司は，病気と患者の癒しの体験を必ずしももたらしはしなかったが，癒し
を象徴する神の臨在を呼び起こす儀式を司った．一方，ヒポクラテスと弟子たち
は，病気を患者から分離し，患者に侵入したものに対処することに取り組んだ．こ
のように，ミュトスの世界は祭司たちに任せ，ヒポクラテスたちは確固としてロゴ
スの世界に生きたのである．

20世紀：生物学への焦点化
The Twentieth Century：Focus on Biology of Disease

　人間は過去2,500年にわたりヒポクラテス的に取り組み，病気や生物学的過程の
理解を進めることで，多くの恩恵を受けてきた．1960年代に医学生であった私は，

医学の進歩をじかに見てきた．特に酸塩基平衡と電解質バランスについて詳細かつ明快に説明できる腎臓学に興味を引かれた．

　ある日の夕方の出来事を今でも思い出す．病院を出ようとした時，研修医が肺がんの疑いのある患者の血液検査の結果を持ってきた．重篤な代謝性アルカローシスと低カリウム血症がみられた．研修医が「何が起きていると考えられるか」と尋ねてきたので，「肺がんは ACTH 産生腫瘍で，大量のコルチゾール分泌による鉱質コルチコイド作用が原因と考えられる」と私は答えた．私の考えは後に正しいことがわかった．そして，興味深い症例として報告することになった．

　腎臓内科医として研修を積むにつれ，知識と病態生理への興味が増していった．そのような過程で，私の関心はベッドサイドから研究室へ，人間から臓器，細胞，細胞よりもさらに小さいものへと移っていった[10]．腎臓内科医として専門医になった頃には，研究発表のほとんどが例外なく分子生物学に関するものになり，腎臓のことはほとんど，患者のことは全く語らなくなってしまった．ヒポクラテスが始めた方法は，はるか彼方に行ってしまったのである．

科学的根拠に基づく医療
Evidence-Based Medicine

　しかし，医学研究には別の要素があることに気づいた．研修医時代の指導教官を通じて，アルバン・フェインシュタイン先生（Alvan Feinstein：1925 年〜 2001 年，臨床医，研究者．臨床疫学を発展させた）の著書『臨床判断学（Clinical Judgement）』を読んだ[11]．フェインシュタイン先生は優秀な臨床医であり，鋭い洞察力のある疫学者でもあった．患者の症状によって疾病の様式を見分けることが可能であることを見出した．フェインシュタイン先生はリウマチ熱の予後予測から研究を開始したが，その後，種々のがんの症状とマネジメントの研究に専念した．例えば，肺がんや乳がんの患者において，症状と腫瘍の増殖速度がスクリーニング，予後，そして適切な治療と関連することについて研究した．フェインシュタイン先生は臨床疫学(clinical epidemiology) の全く新しい分野を切り開いた．フェインシュタイン先生の指導

のもと米国イェール大学で 2 年間研究した後，私は腎臓内科医と臨床疫学者として歩んできた．臨床疫学は，「科学的根拠に基づく医療」として形を変え，現代医療の判断と実践の中心となっている[12]．

　臨床疫学と科学的根拠に基づく医療では，患者データを活用して診断，予後および治療を評価する．この専門領域では，患者の主観的な症状，アウトカム，そして治療の有効性を厳密に評価する方法が開発された．それは無作為化比較試験であり，医学研究のゴールドスタンダードとなった．研究に焦点を当てることにより，患者により接近することが可能になったが，非常に大切なことが抜け落ちていた．フェインシュタイン先生の言葉を借りれば，「人間を中心とした癒しとして個人環境に対応することは，臨床医の判断に対する挑戦になる」ということである[13]．『臨床判断学』でも，この専門領域でも，このことは扱われていない．

　それはなぜなのか．その理由は，癒しにつながりうる患者との個人的な人間関係はこれまでの医療従事者の態度とは異なるものが求められるからである．そのため，シャーマンは別の世界への旅と捉えたり，ギリシア人は神殿に移ったりしたのであろう．しかし，それは劇的であったり，極端なものであったりする必要はない．例として，先ほどの ACTH 産生肺腫瘍と診断された患者は，どのような支援を必要としたか考えてみよう．科学的根拠に基づくアセスメントにより，患者には適切であると考えられた内分泌腫瘍の治療薬が投与された．しかし，治療は奏効しなかった．患者は入院を続け，全身状態は悪化し，数週後に亡くなった．誰も病気のことを患者と話し合わず，重症であることも伝えなかった．家族には説明されたが，その当時は患者に悪い知らせを伝えることはなかった．その結果，患者は孤独の中で亡くなっていった．患者は 50 代の赤ら顔の男性で，ベッドで上半身を起こし，笑みを浮かべながらも，おびえを隠せないでいた姿が忘れられない．極めて大切なことを見失っているように感じたが，医学生であった自分としてはどうしたらよいのかわからなかった．苦悩があるのは明らかであったが，どのような方法が患者の助けになったのであろうか．この疑問に答えるためには，1967 年にフェインシュタイン先生の『臨床判断学』が出版されたのと時を同じくして始まったケアに目を向けていく必要がある．

緩和ケア：2つの医療の橋渡し

Palliative Care：Bringing the Two Sides Together

　シシリー・ソンダース先生（Cicely Saunders：1918 年～2005 年．英国の医師．現代ホスピス運動の創始者．ホスピスの母と呼ばれる）が英国ロンドン東部にセント・クリストファー・ホスピスを開設したのが1967 年である．そして，現代ホスピスと緩和ケアの運動が始まった[14]．ソンダース先生はかつて看護師で，その後ソーシャルワーカーとなり，最終的には終末期患者のケアを革新するために医師となった[15]．セント・ジョセフ・ホスピスにおいて若いポーランド人の終末期患者のケアに携わり，その死に立ち会ったことがソンダース先生に深い影響を与えた．アイルランド慈善修道女会がセント・ジョセフ・ホスピスを運営していたが，それは宗教団体が病院やホスピスを運営していた中世までさかのぼる長い伝統があった．ソンダース先生は，ここが患者にとって必要としている重要な部分であることに気づくと同時に，科学的根拠に基づく医療や治療が必要であることも認識した．ソンダース先生は，この医療の2つの部分を再び結びつけて1つにするためにセント・クリストファー・ホスピスを開設し，ギリシア語のロゴスとミュトスを一施設で統合しようとしたのである．この試みが大成功を収めたことは疑いの余地がない．世界各地に8,000 を超えるホスピスや緩和ケア病棟が誕生したからである．

　私は2002 年にセント・クリストファー・ホスピスで2 週間過ごした．回診に付き，ホスピスの体制を学んだ．ホスピスでは，フェインシュタイン先生が述べた厳密な科学的根拠に基づくケアと，人間を中心とした癒しのケアの両方を見学した．これは母国アイルランドでも必要とされていたものであった．私は人間を中心としたケアは劇的であったり，宗教的な枠組みであったり，文化的な挑戦であったりする必要はないことも理解した．マウント先生（p.4）が教えているように，癒しには結びつき（connection）が必要である[16]．狩猟採集文化の社会では，その結びつきは動物の力に触れたり，ほかの意味をもつ世界を旅したりする時に非常に重要となるのかもしれない．古代ギリシアでは，アスクレピオスを祀る神殿での夢で結びつきが生まれたのかもしれない．現代社会では，多くの人々や患者は，このような特別

な結びつきに共鳴することはないであろう．しかし，患者は通常，日常的な結びつきを必要としている．セント・クリストファー・ホスピスでは，患者に話をする時，患者の話を聴く時，スタッフ間で患者について話し合う時などの一瞬一瞬に，人々を温かく迎え入れるなど，思いやりに満ちた場面をいたるところで目にした．

　セント・クリストファー・ホスピスで進められている結びつきの力を最も実感したのは，デイケアに参加した時であった．それまでは見学者という立場であったが，スタッフの医師から患者の立場でデイケアに参加することを提案された．そこは私が知っている通常のデイケアとは異なっていた．まるで自分の家のように居心地のよい場所であり，興味深い活動が提供されており，自宅からも病棟からも患者が参加していた．

　私がデイケアの場所に行くと喜んで迎えられ，二人一組になった．私のパートナーは，カリブ海出身の女性で，非常に痩せており具合が悪そうであった．午前中，二人でケーキのデコレーションを行うことになった．簡単な指示が与えられただけで，あとは自由に創作してよいことになっていた．二人ともずぶの素人であった．この創作は難しかったが，妙になじみがあり，私たちは笑い合い，結びつきを感じながら，午前はあっという間に過ぎた．子どもの時に似たようなことをしたのを思い出した．お昼になる頃には私たちは親しく関わるようになった．このようになるとは，全く予想していなかった．昼食の時には，飲み物も一緒に注文したが，ジントニック，ビール，シェリー酒などが注文されたことは，当時の私には信じられない光景であった．医療機関でのデイケアとは思えなかったからである．しかし，これこそが大人として普通に扱われるということなのである．これこそが肝心なことである．病気により，普通の感覚と病気になる前の自分と人々との結びつきが奪われる．癒しの旅には変化を伴うが，癒しの旅に連れて行く人にも敬意を払うのである．病気の深刻さにかかわらず，自分自身を見失わないように再認識すること，これこそが21世紀における失われた魂を蘇らせることになるであろう．「自分は一体全体何者なのか」という問いかけが重要なのである．ソンダース先生は「あなたはあなたであるから重要なのです（You matter because you are you.）」と言っている．

デイケアの午後，私たちはスカーフを染める作業を行った．翌日，ソンダース先生と一緒に昼食をとり，帰国の無事を祈ってもらった．モントリオールに戻ってから，緩和ケアを実践しながら，マウント先生と共にマギル大学における Whole Person Care の教育プログラムを開発した．ソンダース先生が治療と癒しを統合したものは，終末期患者だけでなく全ての患者に意味のあるものである．これこそが Whole Person Care の重要なメッセージである．癒しは何千年も分離されてきており，治療に癒しを統合することは大きな挑戦のように聞こえるかもしれないが，これは実現可能であり必要なものであると私は信じている．

21 世紀：Whole Person Care
The Twenty-First Century：Whole Person Care

　1999 年は極めて重要な年となった．1975 年に北米で初めて緩和ケア病棟を開設したマウント先生は，マギル大学から別の医療機関に異動して医学に対して大きな影響を及ぼすプログラムを立ち上げようとしていた．その時にマギル大学医学部長のアブラハム・フックス先生から「君が望む医学教育プログラムをマギル大学で立ち上げるつもりはないか」と言われたそうである．そして，マウント先生は，医療の任務に癒しを取り入れた Whole Person Care の教育プログラムの開発に着手することになった．そこで，目標達成のための正式な提案書をフックス先生に提出するため，癒しに関するワーキンググループを立ち上げた．このワーキンググループには，多くの診療科や部門の医師が参加し，カーニー先生も客員教授として出席した．そして，2 年にわたって会合が持たれた．

　カーニー先生もマウント先生もセント・クリストファー・ホスピスでソンダース先生と共に過ごした経験がある．カーニー先生は医学教育に幻滅を感じていた医学生の時にそこを初めて訪れた．その後，セント・クリストファー・ホスピスの専門医となったのである．マウント先生は 1970 年代にセント・クリストファー・ホスピスを訪れ，そこで学んだことを基にモントリオールのロイヤル・ビクトリア病院に緩和ケア病棟を立ち上げた．セント・クリストファー・ホスピスで見たものは終

末期患者の必要性をはるかに超えた意味をもっていることに二人は気づいたのである．極めて重要なことは，終末期患者の主観的な QOL と病気の重症度とは必ずしも相関しないことである．マウント先生が報告している典型的な事例を紹介する[17]．患者は 30 歳の男性，広範な転移を伴う精巣原発胚細胞腫瘍と診断された．当初，根治手術と化学療法により腫瘍マーカーが陰性化し，治癒が期待された．しかし，数カ月のうちに病気は進行し，悪液質の状態になった．病状は徐々に悪化し，1 年後に亡くなった．患者は競技チャンピオン一家から生まれたチャンピオンであった．友人や同僚の中でも常に目立つ存在であり，勝利者であった．意志が強く，社交的であり，優しかった．仕事でも成功を収めており，世界でも一流のスキー選手でカナダ代表チームの一員であった．患者は近々結婚する予定であった．しかし，今やがん細胞の猛烈な勢いに屈し，亡くなろうとしていた．ところが，亡くなる数日前，患者は婚約者と結婚し，愛する人々に別れを告げて，「この最後の 1 年は私の人生の中で最高の 1 年であった」と言ったのである．

　マウント先生とカーニー先生は，医療と同様に古くからみられるある現象に気づいた．それは癒しと呼ばれる，生まれつき人間に備わっている能力のことである．二人は医療の任務の重要なものとして，病気のあらゆる時期において癒しの力を回復させる必要があると考えたのである．マウント先生が立ち上げた癒しに関するワーキンググループは，まさにこれを目的としていた．そして，フックス先生に提出されたワーキンググループの報告書が 2002 年に認められ，癒しはマギル大学の医学生の教育に不可欠な教育科目の一部となったのである．

　その後，マギル大学において癒しに関するプログラムは成長し発展していった．そして，世界中で同じような考えを支持するグループとつながりを深めていった．マギル大学での医学生への教育は，4 年間を通したコア・カリキュラムの一部になっている．Whole Person Care に関する最初の本を 2011 年に出版し[18]，2013 年には第 1 回国際 Whole Person Care 学会を開催した．基本的な考え方は極めて単純である．人は病気になると 2 つのことを求める．1 つは治る病気は治してもらうことであり，もう 1 つは一人の「全人」として対応してもらうことである．一人の全人として対応してもらうことによって，自分自身に向き合うことになり，病気に

応じて成長する可能性がある．この現象が癒しなのである．つまり，出会う医療従事者一人ひとりから，治療の要素と，成長と癒しの促進の両方を患者は受けることが必要なのである．第3章では，癒しが医療の実践においてどのような意味をもつか検討する．

文献

1 ）Harner M. The way of the shaman. 10th ed. New York：Harper Collins Publishers, 1990.

2 ）Harner M. Chapter 7, Power practice. In：The way of the shaman. 10th ed. New York：Harper Collins Publishers, 1990. p.113-134.

3 ）Harner M. Chapter 5, The Journey to restore power. In：The way of the shaman. 10th ed. New York：Harper Collins Publishers, 1990. p.69-94.

4 ）Harner M. Chapter 4, Power animals. In：The way of the shaman. 10th ed. New York：Harper Collins Publishers, 1990. p.57-68.

5 ）Kearney M. Chiron：a mythological model. In：Mortally wounded：Stories of soul pain, death and healing. New York：Simon & Schuster, 1997. p.45-56.

6 ）Halifax J. Chapter 3, The quest for vision. In：Shamanic voices：A survey of visionary narratives. New York：EP Dutton, 1979. p.63-92.

7 ）Kearney M. Towards a therapeutic use of self. In：A place of healing. Working with suffering in living and dying. New York：Oxford University Press, 2000. p.91-102.

8 ）Armstrong K. Introduction. In：The battle for god. A history of fundamentalism. New York：Random House, 2001. p.xi-xviii.

9 ）Kearney M. Ways of seeing. In：A place of healing. Working with suffering in living and dying. New York：Oxford University Press, 2000. p.15-38.

10）Feinstein AR. The evolution of clinical investigation. In：Clinical judgment. Baltimore：Waverly Press, 1967. p.31-42.

11）Feinstein AR. Clinical judgment. Baltimore：Waverly Press, 1967.

12）Sackett DL, Straus SE, Richardson WS, Rosenberg W, Haynes RB. Evidence-based medicine：How to practice and teach EBM. 2nd ed. London：Harcourt Publishers

Limited, 2000.

13) Feinstein AR. Clinical judgment and the experiments of clinical therapy. In：Clinical judgment. Baltimore：Waverly Press, 1967. p.21–30.

14) Clark D. Part 2, The expansive years (1968–1985). In：Cicely Saunders-Founder of the Hospice Movement. Selected letter 1959–1999. New York：Oxford University Press, 2002. p.125–266.

15) Clark D. Introduction. In：Saunders C, editor. Cicely Saunders. Selected writings 1958–2004. New York：Oxford University Press, 2006. p.xiii–xxviii.

16) Mount BM, Boston PH, Cohen SR. Healing connections：on moving from suffering to a sense of well-being. J Pain Symptom Manag 2007；33(4)；372.

17) Cohen SR, Mount BM. Quality of life in terminal illness：defining and measuring subjective well-being in the dying. J Palliat Care 1992；8：40–45.

18) Hutchinson TA, editor. Whole person care. a new paradigm for the 21st century. New York：Springer, 2011.

◆ 第3章

癒　し

自分の優先事項を明確にすれば
人生における小さなことは問題にはならない．
ある人が「どうしたらそのようになれるのか」
と尋ねたので
私は「移植を受けたらわかるよ」と答えた．

ブライアン・ディティ
（Brian Ditty：腎移植を受けた患者）

　　今思えば，私はブライアン・ディティ氏の人生や病気の岐路において診察していたことになる．腎不全の患者は血液透析や腎移植が必要となるが，ディティ氏も同様であった．集中治療室で亡くなってもおかしくない状態であったが，腎移植が成功した．その後，寛解と増悪を繰り返し，再び腎不全になった[1]．ディティ氏は愉快で素晴らしい人物であった．日常の様々なことにユーモアを見出し，地に足がついた，実際的な方法で一体性を示してくれたのである．マウント先生（p.4）とカーニー先生（p.4）が「癒しは高潔性（integrity）と一体性（wholeness）への移行である」と述べているとおりに，ディティ氏は癒しを体験したといえるであろう[2]．しかし，それは一方向の旅ではなく，むしろジェットコースターのように目まぐるしく変化した．多くの人々はこの現象を様々に表現している．マイケル・ホワイト先生（Michael White：1948年～2008年，ナラティブセラピーの創始者，ソーシャルワーカー，家族療法士）は「アイデンティティの揺らぎ（migration of identity）」と呼んだ[3]．コリン・マーレー・パークス先生（Colin Murray Parkes：1928年～，セント・クリストファー・ホスピスの名誉顧問，精神科医．死別と悲嘆を研究）は「心理社会的な移行（psychosocial transition)」と捉えた[4]．サティア先生（p.4）は「変化の過程（change process)」と理解した[5]．ピーター・センゲ氏（Peter Senge：1947年〜．米国の経営学者，システム科学者．「学習する組織」の理論を提唱）らは「U理論」（Theory U：リーダーシップの能力開発やイノベーションを起こすための思考プロセスを明らかにした理論）と認識した[6]．そして，私たちは「癒しの旅（healing journey)」と呼んでいる[7]．また，ジョーゼフ・キャンベル氏（Joseph Campbell：1904年〜1987年．米国の神話学者，文学者）は「英雄の旅（hero's journey：①天命，②旅の始まり，③境界線，④メンター，⑤悪魔，⑥変容，⑦課題完了，⑧故郷への帰還から構成されており，多くの物語がこの流れを汲んでいる)」と記している[8]（ジョーゼフ・キャンベル：『千の顔をもつ英雄』．早川書房，2015年）．ディティ氏のような人の癒しの旅は，真の英雄のように勇敢であり，キャンベル氏の言葉が相応しいように思われる．私たちの臨床経験を基に，キャンベル氏の英雄の旅の段階を一部変更し簡素化したものを紹介する．英雄の旅の始まりは「天命」である．

天　命
The Call

　ディティ氏は19歳の時に天命を知った．腎機能が悪化し，血液透析の導入が必要と言われた時であった．血液透析のために動静脈吻合である内シャントを造設することを含め，今がどのような状態であるかを理解するために母親と一緒に病院に来るように言われた．その直後に歩道で嘔吐した．まさにその時がやって来たのである．すぐに血液透析を開始しなければならなかったが，ディティ氏は拒否したのである．

天命の拒絶
Refusal of the Call

　『腎不全と共に生きる100人の英雄の物語（Heroes：100 Stories of Living with Kidney Failure)』という本に記述されているように，ディティ氏が血液透析を断固として拒絶したことは明らかであった[1]．「血液透析は自分のためにはならず，自分の生

き方に合わない」と断言した．「血液透析をしなければ死ぬことになる」と言われても，「それでも構わない．自分はよい人生を送ってきた」と答えた．ディティ氏にとって，これで全てが終わりになっていたのかもしれない．

第一歩を踏み出す
Taking the First Step

幸いにもディティ氏に関わった人々がいた．それはまず主治医である．主治医は，「血液透析をすぐに始める必要がある」とディティ氏にはっきりと伝えた．それから彼の両親である．両親が何を言ったかわからないが，ディティ氏によると両親が状況を一変させたのである．最終的にはディティ氏は意思決定を彼の両親に委ねた．両親は「血液透析を開始すべきである」と考え，ディティ氏もそれに従った．患者の自己決定を尊重する世界において，このことから学ぶことがあると私は思う．癒しの旅や英雄の旅を始めるためには，自分の意に反して前に進むように，誰かに背中を押してもらう必要があるように思う．

希　望
Hope

私の経験では，癒しの旅への第一歩はさほど希望がない状態から始まることが多い．ディティ氏の場合も状況や周囲の人々によってそうなったようである．血液透析，化学療法，手術などの治療は，治療効果や最悪の状況を十分に理解して決断するのではなく，不安や恐怖に圧倒されて第一歩を踏み出すことが多いように思う．第一歩を踏み出してから「希望」が湧いてくることがよくある．ディティ氏は血液透析の初日にレイとアーマンドという名前の二人の男性患者に出会った．二人は何ごとも笑いのネタにした．例えば「機械が透析してくれるから，ビールは好きなだけ飲めるぞ」などとディティ氏に言ったりした．全くナンセンスな考えであったが，ディティ氏にとってぴったりしたものであり，一緒に笑い飛ばすことができた

のである．その言葉はディティ氏に希望を与えたように思われる．より正確に言えば，ディティ氏が開始しようとしていた血液透析を受ける生活には，楽しみやユーモアさえあるという希望を二人の患者は体現していた．

　私の父親が断酒会に初めて参加した時に起きたことも全く同じようなことだったと思う．父は帰ってきてアルコホーリクス・アノニマスのアルコール依存症から回復するための『12 のステップ』について話したのではない．父に希望を与えたのは，アルコホーリクス・アノニマスの会員の姿であった．彼らは身なり正しく，成功者のように見えた．それは父親自身がそうありたいと願っていた姿であった．

下降期

The Descent

　癒しの旅への第一歩を始め，希望の実現に向けて進んでいたにもかかわらず，このような初期の段階を経た後に下降することがよくみられる．ホワイト先生が記述しているように，この過程はまさに「アイデンティティの揺らぎ」であり，驚くことではない[3]．深い苦悩を伴わずに全く異なる人間になることはあり得ない．様々な変化と今までのアイデンティティに脅威をもたらし，これから新しい人生を生きることを強いられる．この段階を理解することは重要である．なぜなら，このことに注意していないと，何か間違ったことをしていると誤解してしまうことがあるからである．癒しの旅を開始する前と比べて悪くなっているように感じることがある．アルコール依存症の人が飲酒を再開したり，患者が開始した治療を止めたりするのはこの段階である．希望は容易に失われ，恩恵を受ける前に癒しの旅を中止することがあるため，この段階が最も支援を必要とされるのであろう．

鯨のお腹の中

The Belly of the Whale

　キャンベル氏の生き生きとした表現によると，「鯨のお腹の中」は癒しの旅の最

も底に達する状態である [8]（旧約聖書にある預言者ヨナが三日三晩大きな魚のお腹の中にいて奇蹟的に助かったことから由来する表現）．下降期の奮闘から受容へと変わる段階であり，自分自身と自分の価値観を深く知る段階でもある．ディティ氏の場合，人から受けられる支援には限りがあることに気づいた．自分を非常に助けてくれた看護師との個人的な関係を終わりにし，家族からの腎臓提供を受けないことを決心した．これらの決心は辛いものであったが，ディティ氏にとって本来の自分のあり方であるように感じた．「鯨のお腹の中」とは，自分自身を深く知り，現状を受け容れ，何をもって前進するかを決める時である．

上昇期

The Ascent

「上昇期」とは，アイデンティティが変容し，世界と新しい関係を築き，前進を始める段階である．これまでのやり方で病気の回復を待つのではなく，新たな人間として積極的に関わるようになる．私の場合，以前に思い描いていたキャリアではなく，より意味深く，より重要であることに関係する別の道を歩むことになった．腎不全になったある患者は，警察官と弁護士のキャリアを目指すことを諦め，家族をより大切にする選択をした [9]．『腎不全と共に生きる 100 人の英雄の物語』では，見かけは異なるが，同じような現象が繰り返し語られている [10]．アルコール依存症の私の父親の場合，会社への不満を手放し，その代わりに受容と感謝をもってキャリアを実際に前進させることになった．

復帰期

The Return

上昇期は生活への復帰をもたらす．しかし，この「復帰期」では，癒しの旅で育み支えてくれた世界に対してお返しをするのである．自分が過去に経験したことを，今同じような経験をしている人々にお返しする形をとることが多い．アルコー

ル依存症の人はアルコホーリクス・アノニマスに新たに入ってきた人々を支援し，
腎不全の患者は同じ病気の患者を助けるというようになる．だが，より広く世の中
にお返しできる可能性もある．この点では，多くの芸術作品にそれを見出すことが
できる．例えばジェイムズ・ジョイス氏（James Joyce：1882 年〜 1941 年，アイルランド
の小説家，作家，詩人，教師，文学評論家．小説『ユリシーズ（Ulysses）』が画期的な作品）の
『ユリシーズ』[11] がそうである．この小説は，ダブリンのある一日で，妻の浮気に
悩み，社会から取り残された男性の癒しの旅を逐一再現している．

患者の積極的参加

Patient Engagement

　患者が積極的に医療に参加できるようにすることが最近の流れである [12]．ディ
ティ氏の物語や私の父親のアルコホーリクス・アノニマスでの体験にみられるよう
に，患者の積極的参加は役立つことが多い．それは同様の問題を抱えている患者に
よい結果と癒しを具体的にもたらす可能性がある．いかなる癒しにも相互作用がみ
られるように，その過程は支援を受ける人と与える人の両者に役立つ [13]．血液透
析を受けているある患者が「ほかの患者の役に立つ時，自分は患者でないような気
がする」と言った [14]．このことがきっかけとなり，患者の物語を傾聴しながら支
援した．そして，私たちは『腎不全と共に生きる 100 人の英雄の物語』[10] を出版し，
カナダで腎不全の治療を受けている 20,000 人の全ての患者に配布した．しかし，
人対人の関係のほうが，本よりもはるかに影響力がある．医療の任務としての癒し
への取り組みと，Whole Person Care のさらなる発展は，患者が同様の問題を抱え
ている人々の体験から学び，助け得る機会を増やすことになるであろう．

癒しの旅

The Healing Journey

　ホワイト先生による癒しの旅を図 3.1 に示す [3]．これは虐待から解放された女性

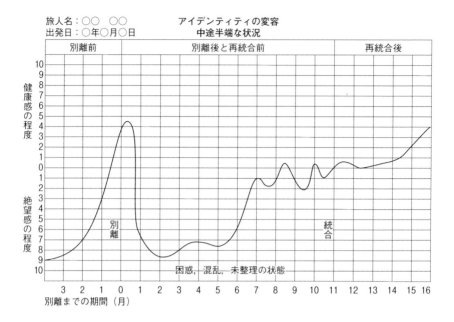

図3.1　虐待から解放された女性の癒しの旅

（出典：“Re-Authoring Lives：Interviews & Essays” by Michael White Copyright © 1995 by Dulwich Centre Publications Reprinted by permission of Dulwich Centre Publications）

の経験を表している．**図3.1**からわかるように，この女性の経験は癒しの旅のモデルに当てはめることができる[3]．最も底の時点である「下降期」，そして「上昇期」があることが明らかである．患者は予想図どおりの経過をたどり，医療者の任務は患者の癒しの旅を特定し，どの段階にいるかを明らかにして，次の段階へ患者を移動させることではない．患者の癒しの旅には様々な経過があり，前進するだけでなく，時に後退することもあるのである．医療従事者には，癒しを促し，時に後押しする重要な役割があるが，癒しの旅を監視したり管理したりすることが医療従事者の役割ではない．

単純な問題，複雑な問題，複合的な問題
Simple, Complicated, and Complex Problems

　単純な問題とは，単純性尿路感染症の治療のようなものである．正しく処方すれば，結果は予測可能であり，再現性もある．複雑な問題とは，人間を月に送るようなものである．困難な心臓手術や新病院の建設も複雑な問題であろう．詳細な計画に基づいて正確に実行することにより，期待どおりの結果が得られるであろう．各々の構成要素を正しい手順で実施することにより，望ましい結果が保証される．

　しかし，複合的な問題は全く異なるものである[15]．子育てがよい例である．大きな節目はあるかもしれないが，二人として同じ子どもはいない．枠にはめることは子どものためにならず，時に悲惨なことにもなりかねない．それでは何が必要なのであろう．重要なことは，成長と成熟を支援する関係を築くことである．この過程に必要なエネルギーと成長の速度や方向性は，子どもによる．癒しを促すこともそれと全く同じである．互いに尊重し合える，支援的な関係を築くことが必要である．癒しの速度や形は人によって異なる．

カオス，ムクドリ，癒し
Chaos, Starlings, and Healing

　刻一刻と変わっていく患者との関係は，前述した様々な段階がある癒しの全過程とどのように関係するであろうか．そして，医療従事者も患者も癒しの過程を導くのではないとしたら，比較的秩序だった癒しの過程はどこからくるのであろうか．カオス的と思われるシステムから複合的な秩序が生まれる例がある[16]．ここ数十年間，この秩序だった過程は，河川系[17]から鳥の群れまで自然界ではいたるところで確認されている．ローマ上空でのムクドリの大群[18]などのドラマチックな映像を見たことがあれば，この過程に気づくであろう．あたかも誰かが先導したり誘導したりしているように，無数の鳥が一体の群れとなり，美しく変化する模様を描いて，あっちこっちと障害物を避けながら飛び回っている．しかし，どこにもリー

ダーはいないのである．コンピューター・シミュレーションによると，群れの中の鳥は3つのルールに従って飛べばその過程を再現することができるそうである．それは周囲の鳥や環境の物体と最短距離を維持すること，周囲の鳥と同じ速度を維持すること，そして常に群れの中心に向けて飛び続けることである[19]．自然界における秩序ある，複合的な過程を明らかにする特殊な関係に求められるものは，癒しにおける医療従事者の役割とまさに類似していると思う．

医療従事者
The Healthcare Practitioner

　それでは，医師やその他の医療従事者として癒しを促すには，どのような関係が必要であろうか．病気を受け容れるうえで患者が直面する脅威は，人間としての高潔性や価値観の喪失である．癒しの旅の過程を決める最大の要因は，患者自身の価値観である．自分の可能性を見出したり，価値観を感じたりすることなく前に進むことは非常に困難である．患者の価値観を尊重する関わりが大きな違いをもたらすことになる．

価値観と信念体系
Value and Belief

　癒しを促すためにどのような価値観と信念体系が必要であろうか．患者の自尊心が低い場合，医療従事者からの承認がより必要となるであろう．癒しの旅において患者が今どこにいるか，あるいはどの方向に進んでいるかにかかわらず，患者を一人の人間として無条件に認め，支援する信念体系をもつにはどうしたらよいであろうか．宗教は確かにそのような必要に応える世界観を提供するため，しっかりとした信仰をもつ人々にとってはこれが答えになるかもしれない．しかし，特定の宗教を信じることができない人はどうしたらよいであろうか．ヴィクトール・フランクル先生（Viktor Frankl：1905年〜1997年，オーストリアの精神科医．ロゴセラピーの創始者．

ナチス強制収容所の体験を『夜と霧（Man's Search for Meaning)』に執筆）は，「私たちは皆意味を探求している．程度の差こそあれ，同胞への愛において最もよく表される『究極の意味』を信奉している」と述べている[20]．どのような形であれ，この究極の意味を見出すことが，医療従事者としての職務の本質的な部分であると私は信じている．そうでなければ，医療従事者は患者の好き嫌いに常に左右され，病気に基づく治療はその影響を受け，癒しを促す能力にも確実に差し障りを生じることになるであろう．

結　論

Conclusions

　癒しをコントロールすることはできない．しかし，患者との関係が癒しの過程を明らかにするのに大きな影響をもたらす．癒しの過程の現実を期待し，一人ひとりの患者の可能性を信じることが有能な医療従事者の究極的な前提となるであろう．第 4 章では，人間関係と癒しを中心とした医療従事者の形態について検討する．

文献

1) Philips D, editor. Chapter 1. Heroes. 100 stories of living with kidney failure. Montreal：Grosvenor House Press, 2000. p.7–14.

2) Mount B, Kearney M. Healing and palliative care：charting our way forward. Palliat Med 2003；17：657–658.

3) White M. Re-authoring lives：interviews & essays. Adelaide：Dulwich Centre Publications, 1995. [Chart], Migration of identity. p.102.

4) Parkes CM. Bereavement. Studies of grief in adult life. 3rd ed. England：Penguin Books, 1996.

5) Satir V, Banmen J, Gerber J, Gomori M. Chapter 5, The process of change. In：The Satir model. Palo Alto：Science and Behaviour Books, 1991. p.85–119.

6) Senge P, Scharmer CO, Jaworski J, Flowers BS. Chapter 6, An emerging understanding. In：Presence：An exploration of profound change in people,

organizations, and society. New York：Random House, 2005. p.83-92.

7）Hutchinson TA, Mount BM, Kearney M. Chapter 3, The healing journey. In：Hutchinson TA, editor. Whole person care. A new paradigm for the 21st century. New York：Springer, 2011. p.23-30.

8）Campbell J. The hero with a thousand faces. 2nd ed. Princeton：Princeton University Press, 1968.

9）Philips D, editor. Chapter 53. Heroes. 100 stories of living with kidney failure. Montreal：Grosvenor House Press, 2000. p.115-119.

10）Philips D, editor. Heroes. 100 stories of living with kidney failure. Montreal：Grosvenor House Press, 2000.

11）Joyce J. Ulysses. 10th ed. London：The Bodley Head Ltd, 1964.

12）Coulter A. Engaging patients in healthcare. Berkshire：Open University Press, 2011.

13）Mount BM, Boston PH, Cohen SR. Healing connections：on moving from suffering to a sense of well-being. J Pain Symptom Manag 2007；33(4)：372-388.

14）Living with kidney failure (movie on the Internet), Part 2. Montreal：reFrame Films, 2008 [cited 2017 Jan 12].
https://www.mcgill.ca/wholepersoncare/esrdqualityofliferesearch/watchthemovie

15）Westley F, Zimmerman B, Patton MQ. Chapter 1, The first light of evening. In：Getting to maybe. How the world is changed. Toronto：Vintage Canada, 2007. p.3-28.

16）Holland JH. Complexity. A very short introduction. Oxford：Oxford University Press, 2014.

17）Buchanan M. Chapter 6, An accidental science. In：Small world. Uncovering nature's hidden networks. New York：W. W. Norton and Company, 2002. p.90-108.

18）Swarming starlings in Rome [video on the Internet]. 2013 [cited 2017 Jan 12].
https://www.youtube.com/watch?v=8V6qUUWa4zk

19）Westley F, Zimmerman B, Patton MQ. Chapter 2, Getting to maybe. In：Getting to maybe. How the world is changed. Toronto：Vintage Canada, 2007. p.29-54.

20）Drazen RY. The choice is yours [DVD]. New York：Ruth Yorkin Drazen Productions, 2001.

◆ 第4章

医療の中心

二面性がしばしなくなるのであれば
シャツも着ず，靴も履かず，友もいなくとも
タバコもパンも持たずに出かけるであろう．
　　　　　ラドヤード・キップリング『二面性のある男』
（Rudyard Kipling：1865年〜1936年，英国の小説家，
詩人）

　第1章では病気を患者から分離することについて述べたが，これは患者を治療するうえでの医療従事者の役割を明らかにし，患者の苦悩を和らげるのに重要な段階となる．ここでは，医療における3つの構成要素と関係性を**図4.1**に示す．医師あるいは他の医療従事者，患者，病気が描かれており，医師の病気に対する関係性が「治療」，医師の患者に対する関係性が「癒し」と表現される．医療の個々の側面と組み合わせにより医療の中心が形成される．

医師中心の医療

Physician-Centered Care

　過去だけでなく現在でもみられるが，医師が医療の中心となるものである．病院の組織や外来診療の予定，治療の時間，場所，方法，治療の有無などが，医師の都合により決められている．例えば，手術の特定の手技の決定因子は，患者の背景ではなく，地域の外科医の熱意によることを示すデータがある[1]．予約のある診察でも長時間待つことを経験したことがあるであろう．正当な理由なく医師の都合に合わせ

39

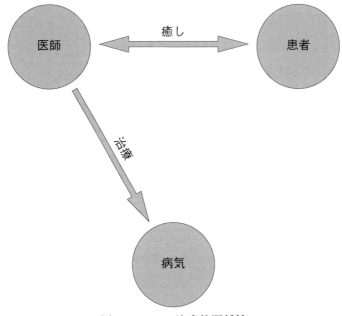

図 4.1　2 つの治療的関係性

る例は枚挙にいとまがない．これは患者中心の医療と対立するものの核心にある[2]．

患者中心の医療

Patient-Centered Care

　患者中心の医療について異議を唱える人はいないであろう．これは広く支持されている．医療の目的全体は明らかに患者を支援することであり，この目的を果たすことは何であれ奨められている．患者中心の医療の運動はこれまで医療に大きな影響を与えてきたし，今後も与えていくであろう．集中治療室を含めて病院に家族や友人が見舞いに行き，くつろいで過ごせるようにする，治療選択の際に患者の意向や価値観に配慮する[3] など，明らかに患者と家族に益となることが取り組まれてきた．そして，患者の満足度が，医療のアウトカムとして重視されている[4]．

病気中心の医療

Disease-Centered Care

　患者が医療従事者のところに来る主な理由は，病気の診断と治療である．つまり，病気があれば治してほしいのである．様々な症状から診断し，治療を提案するスマートフォンのアプリケーションの可能性と期待が最近の流行である．今後，患者中心の医療では，医師は不要になるという意見まである[5]．人工知能とエキスパートシステム（専門知識のない素人あるいは初心者でも，専門家と同じレベルの問題解決が可能となるように動作するコンピューターシステム）を利用して，効率よく病気の診断と治療を行う患者中心の医療が実現するであろう．これは将来のことである．しかし，これには重要なことが忘れられている．それは一人の人間としての患者のことである．

人間中心の医療

Person-Centered Care

　人間中心の医療とは，患者を単に病気をもつ人としてではなく，病気に対する反応，苦悩，そして癒しに影響を与える人間関係が複雑に絡む，特有な人間として理解することである[6]．この運動は，患者の必要に応じて医療を提供することによって，人間性（humanity）を十分に認識し承認することが医療従事者に求められる．また，この運動は，医師や他の医療従事者も全人（whole person）であり，その人間性が医療において重要な役割を果たしていると捉えるのである．この人間中心の医療は，近年の新たな運動である関係中心の医療とかなり重なり合うところがある．

関係中心の医療

Relationship-Centered Care

　関係中心の医療とは，医療従事者と患者との関係を第一とすることである[7]．これは患者だけ，あるいは医師だけが重要なのではなく，複雑な人間関係の中で両者

が重要であると考えるのである．ピュー・フェッツアー特別委員会（The Pew-Fetzer Task Force）が，関係中心の医療という用語を 1994 年に初めて使用し，医療の目的は患者中心であるが，その過程は必ず関係中心でなければならないと指摘した[8]．関係中心の医療を支持した第一人者は，ロチェスター大学のアンソニー・サッチマン先生（Anthony Suchman）であった．サッチマン先生はこのテーマで論文を発表し[9]，関係中心の医療の考えを医療機関の機能に拡げ，関係中心の運営と名付けた[10]．サッチマン先生たちは，医療機関や教育機関の文化を関係性に焦点を当てる方向に変える役割を果たした[11]．関係中心の医療は，Whole Person Care とかなり重なる部分があるが，同じものではない．

Whole Person Care

Whole Person Care

　患者は全人として医療に何を求めるであろうか．何よりもまず，具合の悪いところが正しく診断され，治療されることである．咳や血尿などの問題がある場合，医師にその問題の原因を特定してもらい，可能であれば原因となる病気を治してほしいと願うであろう．医療従事者が一人の人間としての自分に関心をもたなくても，スマートフォンのアプリケーションや人工知能を搭載したロボットであっても，それが効果的かつ効率的に行われるのであれば，それで構わないであろう．第一に患者が求めることは，診断と治療に焦点が当てられた医療である．

　しかし，問題がそれほど些細なものでなければ，医療に別の側面も必要となるであろう．患者の質問に答え，患者の心配ごとに耳を傾け，全人として患者に関わる医療従事者を必要とするであろう．これが医療の癒しの側面である．驚くべきことに，患者と医師の両者から治療に必要な知識，技術，態度などは，癒しのものと異なるだけではなく，治療と癒しは対極に存在することである[12, 13]．医療においてこの緊張関係を理解し，患者に活用する必要がある．これこそが，Whole Person Care の主要な課題であり，利点である．

　古代ギリシアの神々によって，当時から治療と癒しははっきりと分けて理解され

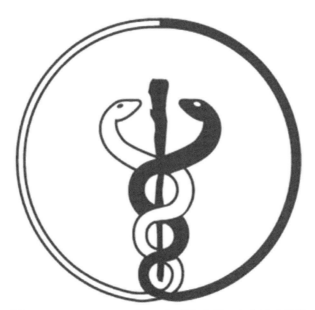

図 4.2　Whole Person Care を表すカドゥケウスの象徴

ていたため，私たちは治療と癒しを表すカドゥケウス（caduceus：古代ギリシアの神ヘルメスの携える杖）を象徴として使用してきた．**図 4.2** では，白い蛇は治療を，黒い蛇は癒しを表している．さらに，この二面性を表すために，ギリシアの歴史と神話に登場する人物を使用してきた．ヒポクラテスは治療を，ギリシア神話のアスクレピオスは癒しを表す [14]．患者と医師の視点による治療と癒しの相違点を**表 4.1** に示す．

　表 4.1 の白い蛇，つまりヒポクラテス的医療では，患者は治してほしいと思って問題を持ってくる．患者は生に執着する．これは身体的な生命だけでなく，現在の生活の継続も含むものである．患者の自己像は，除去してほしいと願っている疾病や問題の影響を受けている．

　ここでは，医師は疾病に焦点を当てる．医師のコミュニケーションは，特定の内容の情報をデジタル的手段によって意識的に伝えることとなる．医師の述べる言葉は辞書に記載されている意味と同じである．力は医師の側にあり，医師は有能な技

表 4.1　二匹の蛇と医療の二項対立

		白い蛇 (ヒポクラテス的医療)	黒い蛇 (アスクレピオス的医療)
患者	問題	症状や機能障害	苦悩
	可能性	治療されること	癒し
	行動	執着すること	手放すこと
	目標	長生きすること	成長すること
	自己像	疾病の影響を受ける	病いに取り組む
医師	焦点	疾病	病いのある人間
	コミュニケーション	内容 デジタル 意識的	関係性 アナログ 無意識的
	力	鑑別する力	分かち合う力
	存在	有能な技術者	傷ついた癒し人
	認識	サイエンス	アート
	マネジメント	標準化	個別化
	過程	単純または複雑	複合的

術者として存在する．ここでの認識はサイエンスを基とし，標準化されたマネジメントを目指す．問題の性質によって，過程は単純な場合もあれば複雑な場合もある[15]．

　表 4.1 の黒い蛇，すなわちアスクレピオス的医療では，経過は全く異なる．ここでは，苦悩に焦点が当てられ，求められるものは癒しである．患者に求められる行動は手放すことであり，自ら変化し成長することに目を向けていくことである．患者自ら病に取り組み始めるのである．

　ここでは，医師の仕事も患者と同様に異なる．医師は人間としての患者に焦点を当てる．コミュニケーションの主な目的は関係性であり，アナログ的手段によって伝えることになる．ポール・ワツラウィック先生（Paul Watzlawick：1921 年〜 2007 年，家族療法士，心理学者，コミュニケーション理論家，哲学者）らが，アナログ・コミュニケーションを「生物は，姿勢，ジェスチャー，顔の表情，声の抑揚，流れ，リズム，イントネーションなど非言語的に表現することができる．そして，コミュニケーションの手がかりは，対話の文脈の中に常に存在する」と述べている[16]．このアナログ・コミュニケーションの大部分は，無意識的になされる．力は患者と分かち合

れ，医師は傷ついた癒し人として存在する[17]．ここでは医師の個性と患者の個性
との対話がなされ，アートを基とし，個別的なものとなる．ここでの対話はヒポク
ラテス的医療とは異なる．過程は本来的に複合的である[15]．Whole Person Care
では，医療の任務と形態的に異なり，患者が必要とする癒しを促し，治療と癒しの
相違点と必要条件を正しく認識することが重要である．

相違点と相乗効果

Divergent But Synergistic

　患者の視点からも，医師の視点からも，治療と癒しの各々の過程が根本的に異
なっていることは疑いの余地がない．しかし，同時に両者は非常に相乗的でもあ
る．表 4.1 の横の行のどれを見てもそのことを確認することができる．例えば，コ
ミュニケーションの行を見ると，医師が内容を明確に伝えることも，思いやりを
もって患者と関係性を築くことも，極めて重要である．患者として医師が話してい
る内容を正しく理解できれば，医師との関係性に対してより心を開くであろう．反
対に，関係性が良好になればなるほど，相手の話に耳をより傾け，伝えられた内容
をより信頼するであろう．このことは表 4.1 のどの行にも当てはまるのである．治
療と癒しはどちらも共に医療の本質であり，相違的かつ相乗的である．最善の医療
を提供するためには，両者を並行して行っていく必要がある．

神は散歩する

A God Takes a Walk

　ところで，二匹の蛇の間にある杖は何を意味しているのであろうか．ロバートソ
ン・デービス氏（Robertson Davies：1913 年～1995 年，カナダの小説家，劇作家，批評家，
ジャーナリスト）が次の物語を語っている[18]．ある日，古代ギリシアの神ヘルメスが
散歩していた時に二匹の蛇が戦っていることに気づいた．二匹の蛇は互いに殺し合
う危険性があった．そこで，ヘルメスは二匹の蛇の間に杖を突き刺し，互いが殺し

合うことなく，創造的な緊張感を保ちながら助け合って生きていけるようにした．一方の蛇は知識を，他方の蛇は知恵を表している．知識を必要とする単純あるいは複雑な過程である「治療」と，知恵を必要とする複合的な過程である「癒し」は，二匹の蛇と極めて類似している．この杖は，医師やその他の医療従事者が2つの相違的かつ相乗的な過程をもつことを表している．ちょうど本章の最初に引用したキップリング氏の詩の二面性のある人と同様である．第5章では，このバランスがとれた行動を必要とする医師・患者関係について検討する．

文献

1 ）Birkmeyer JD, Reames BN, McCulloch P, Carr AJ, Campbell WB, Wennberg JE. Variation in surgery 1. Understanding of regional variation in the use of surgery. Lancet 2013；382：1121-1129.

2 ）McWhinney IR. Patient-centred and doctor-centred models of clinical decision making. In：Sheldon M, Brook J, Rector A, editors. Decision making in general practice. London：Stockton, 1985. p.31-46.

3 ）Coulter A. Chapter 4, Selecting treatments. In： Engaging patients in healthcare. New York：Open University Press, 2011. p.58-82.

4 ）Manary MP, Boulding W, Staelin R, Glickman SW. The patient experience and health outcomes. New Engl J Med 2013；368(3)：201-203.

5 ）Murgia M. How smartphones are transforming healthcare. Powerful new apps are turning our phones into mobile medical clinics. Could this help solve the issue of rising healthcare costs？ [Internet] Financial Times, 2017. [cited 2017 Jan 18]. Available from：https://www.ft.com/content/1efb95ba-d852-11e6-944b-e7eb37a6aa8e

6 ）2015 Geneva Declaration on Person-Centered Primary Health Care [Internet]. Adopted by the participants of the 8th Geneva conference on person centered medicine on April 29, 2015 and released by the ICPCM Board on June 8, 2015. [cited 2017 Jan 18]. Available from：https://www.personcenteredmedicine.org/doc/2015_Geneva_ Declaration.pdf

7) Beach MC, Inui TS. Relationship-centered Care Research Network. Relationship-centered care : a constructive reframing. J Gen Intern Med 2006 ; 21(Suppl. 1) : S3-8.

8) Tresolini CP, Pew-Fetzer Task Force. Health professions education and relationship-centered Care [monograph]. San Francisco : Pew Health Professions Commission, 1994.

9) Suchman A. A new theoretical foundation for relationship-centered care. Complex responsive processes of relating. J Gen Intern Med 2006 ; 21(Suppl. 1) : S40-44.

10) Suchman A. Chapter 4, Relationship-centered care and administration. In : Suchman A, Sluyter DJ, Williamson PR, editors. Leading change in healthcare. Transforming organizations using complexity, positive psychology and relationship-centered care. New York : Radcliffe Publishing, 2011. p.35-42.

11) Williamson PR, Baldwin DC, Cottingham AH, Frankel R, Inui TS, Litzelman DK, et al. Chapter 13, Transforming the professional culture of a medical school from the inside out. In : Suchman A, Sluyter DJ, Williamson PR, editors. Leading change in healthcare. Transforming organizations using complexity, positive psychology and relationship-centered care. New York : Radcliffe Publishing, 2011. p.265-308.

12) Hutchinson TA, Hutchinson N, Arnaert A. Whole person care : encompassing the two faces of medicine. CMAJ 2009 ; 180(8) : 845-846.

13) Hutchinson TA, Brawer JR. Chapter 4, The challenge of medical dichotomies and the congruent physician-patient relationship in medicine. In : Hutchinson TA, editor. Whole person care a new paradigm for the 21st century. New York : Springer, 2011. p.31-44.

14) Kearney M. Ways of seeing. In : A place of healing. Working with suffering in living and dying. New York : Oxford University Press, 2000. p.15-38.

15) Westley F, Zimmerman B, Patton MQ. The first light of evening. In : Getting to maybe : how the world is changed. Toronto : Vintage Canada, 2007. p.3-28.

16) Watzlawick P, Bavelas JB, Jackson DD. Chapter 2, Some tentative axioms of communication. In : Pragmatics of human communication : a study of interactional

patterns, pathologies, and paradoxes. New York：WW Norton, 1967. p.48–71.

17）Guggenbühl-Craig A. Chapter 12, The splitting of the archetype. In：Power in the helping professions. Putman：Spring Publications, 1971. p.83–86.

18）Davies R. Can a doctor be a humanist？In：The merry heart：selections 1980-1995. Toronto：Penguin, 1997. p.90–110.

第5章

臨床における関係性

私が自分のために存在しているのでないとすれば，
誰が私のために存在するのでしょうか．
私が自分のためだけに存在するのであれば，
私は何者なのでしょうか．
そして，今でないのなら，いつなのでしょうか．
ヒレル『父祖の教訓1：14』
(Hillel：紀元前1世紀末から紀元1世紀初を生きたラビ)

　医師・患者関係では，二項対立や複合的な問題として表す単純なモデルはないようである．しかし，私たちはWhole Person Careに必要な全てのことを包含するモデルをみつけた．それが図5.1である．人間とのいかなる交流においても，自己，他者，状況が存在するといわれている．その目的は調和することである．つまり，人間としての自分，人間としての他者，そして今起きている状況の3つの構成要素の全てに気づいた状態になることである[1]．冒頭のヒレルの言葉が示唆するところがまさにこれである．いったいなぜ私たちはそれ以外のことをするのであろうか．

コミュニケーションの態度
Communication Stances

　私たちは，特にストレスを受けると，残念なことに3つの構成要素の1つあるいは2つ以上を無意識に消し去ってしまう．結果としてみられるコミュニケーションの態度を図5.2に示す．サティア先生(p.4)によると，コミュニケーションには，

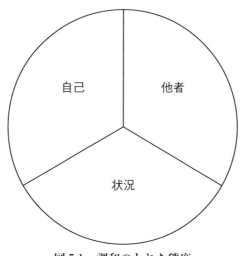

図 5.1　調和のとれた態度

主として4つの態度がある[2].「非難の態度」では，人間としての他者との関わりをなくし，自分の思いどおりにすることが主な目的となる.「懇願の態度」では，人間としての自分自身との関わりをなくし，他者の必要を満たすことだけが目的になる.「超理性的な態度」では，人間としての自分自身と他者との関わりをなくし，知的に問題を解決しようとするだけになる．そして，「不適切な態度」では，全ての構成要素との関わりをなくすことになる．マルチタスク（複数作業の同時処理）を行ったり，不適切なユーモアを言ったり，アルコールや薬物を使用したりする時にこのような態度がみられる.

非難の態度

The Blaming Stance

　非難の態度では，相応しく対応されるべき人間として自分に焦点を当てる．患者は医療従事者の期待に応えなければならない．これは医師中心の医療（p.39）の根底にある態度である．医療従事者は臨床において怒りをあらわにすることをできる

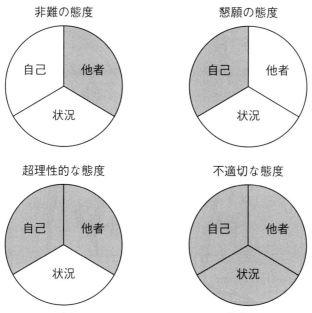

非難の態度

自己　他者　状況

懇願の態度

自己　他者　状況

超理性的な態度

自己　他者　状況

不適切な態度

自己　他者　状況

図 5.2　コミュニケーションの態度

だけ避けようとする．しかし，このような態度をとるための効果的な方法が考え出された．社会不適応，アドヒアランス不良，パーソナリティ障害などの言葉を使用することが正当化される場合もあるが，これらは時に患者を非難するために用いられることがある．

懇願の態度

The Placating Stance

　懇願の態度では，患者を人間として重視する．患者の希望や必要に応えるために医師やその他の医療従事者がいると考える．これは患者中心の医療（p.40）に最も適する態度である．これは利他的で素晴らしいアプローチのように思われる．しかし，懇願の態度をとり続けていくと医療従事者の健康に深刻な影響を与える可能性がある．意外にも懇願の態度は患者にとっても満足のいくものではないことがわ

かってきた．医療従事者の懇願の態度は，最初はよく見えても，患者は時間と共に医療従事者を人間として知りたくなり，人間関係の中で支援してほしいと思うようになるからである．

超理性的な態度

The Super-reasonable Stance

　非難の態度や懇願の態度をとることが困難であるため，医師はしばしば自分も患者も人間として配慮しない，超理性的な態度に引き寄せられる．これは病気中心の医療（p.41）に限定する態度である．超理性的な態度はおそらく非難の態度や懇願の態度による感情的な緊張を和らげるものであるが，多くの犠牲を伴うものである．

　マウント先生（p.4）が食道がんの治療で入院した時のことである．『選択はあなた次第である（The Choice is Yours）』という DVD の中で先生は次のように述べている[3]．術後，集中治療室にいた時に外科チームが回診にやって来た．医師たちはマウント先生のベッドから 60 〜 90 センチメートルのところで立ったまま，血液検査や血液ガス分析の結果を読み上げていた．研修医が「経鼻胃管からひどく出血しています」と言うと，上級医が「大丈夫．集中治療室から病室へ移動させる」と返事した．医師たちが部屋を出ようとした時，一人の研修医が他の研修医に「生命予後は 6，7 カ月くらいあると思うけど，本当に残念だね」と言うのがマウント先生に聞こえた．

　この外科チームの医師たちは，患者であるマウント先生と「目を合わせることも，患者を人間として認識することもなかった」と先生は述べている．彼らに尋ねたら否定するであろうが，彼らは自分自身を人間として認識することも，自分の感情に気づくこともなかったようであった．このような出来事は稀ではなく，むしろ一般的な医学的処置といえるであろう．超理性的な態度をとるのは，厄介で心情的なものを避け，明晰な思考と冷静な判断をするためである．しかし，そのような態度は患者との関わりにおいて効果的であろうか．同僚の医師たちの扱いに対するマウント先生の憤怒は，人間としてではなく症例として扱われた患者の，ほとんど普遍的ともいえる反応を象徴している．

不適切な態度

The Irrelevant Stance

　不適切な態度では，自己，他者，状況の構成要素の全てとの関わりをなくすことを含むため，臨床では稀だと考えられる．一人の学生からのレポートを紹介する[4]．「その日はこれまでの実習の中で最悪の日であった．チューターである外科医は，私たち学生を診察室に連れて行った．高齢の男性の患者が診察室に入って来た．患者は私たちを見て驚いた様子であった．患者は私たちに席を外してほしいと思っていたと思う．外科医は淡々と『ズボンをおろしてください』と患者に言った．患者は私たちを見て，恥ずかしそうに服を着たまま診察台に横になった．外科医は患者の病気を私たちに説明しながら，患者のところに行き，ズボンを脱がせた．外科医は私たちの一人に患者の精巣を診察するように指示した．その学生は患者の同意を求めようとしたところ，外科医は患者が返事をする前に『患者は医療従事者に教育の機会を提供する義務があり，患者の許可は不要である』と怒鳴り立てた．学生は指示どおり患者を診察したが，患者は手を額の上に置いて恥ずかしそうにしていた．診察を終える前に患者は外科医に血液検査の結果を尋ねたところ，外科医は『結果はまだ見ていない』と返事をして，足早にその場を去っていった．患者は苛立ちと不満げな表情を浮かべた．患者にはもっと尋ねたいことがあったと思う」．

　明らかにこの外科医は医療職の人間として相応しい態度をとっていなかった．このようなことは稀であると願いたいが，日常的になってしまっているようである．このような態度は，初期の明らかな燃え尽き症候群（p.123）の症状と考えられる．

調和のとれた態度

Congruence

　医療従事者として理想的な交流は，人間としての自分，人間としての患者，そして交流の生まれる状況に気づいた状態になることである．医学生も医師も，研修の場においてこの調和のとれた態度を学ぶのは難しいことではない．このことを臨床

において実践している医師もいる．しかし，多くの人はその実践にかなりの努力を必要とする．まず自分のコミュニケーションの態度に気づく必要がある．そして，欠けている構成要素を意識的に補うようにしてから評価することが重要である．多くの場合，①自分のコミュニケーションの態度を無意識的にとっていることに気づく，②自分の反応を評価せずに受け容れる，③そのコミュニケーションの態度を続けるか，調和のとれた態度を目指すかを決める，の3段階の過程がある．これは一流のダンサーやミュージシャンがセルフモニタリング（self-monitoring）しながら適切に調整するように，効果的な医療では刻一刻と変化する過程で調和することが重要である．

臨床的な調和

Clinical Congruence

　Whole Person Care への理想的な取り組みとは，臨床的に調和することである．つまり，自分と患者と状況が調和することである．臨床とは，解決すべき医学的な問題が存在する状況において，患者と医師が一人の人間として出会う特定の場面である．臨床的な調和を図 5.3 に示す．図 5.3 からわかるように，臨床的な調和とは，病気と医師の役割に焦点を当てることである．ここでの医師の役割とは，病気の治療と癒しの促進である．また，医師を患者から分ける境界線（「患者を気づかうが，患者は自分ではない」という考え）や医師を病気から分ける境界線（「これは病気だが，今は自分の病気ではない」という考え）があることも大切である．このように，明確に境界線があることは，医師の効果的な行動と長期的な役割に不可欠であり，臨床的な調和において重要な点である．

痛みのある事例

A Painful Case

　患者は50代のシングルマザーの女性で，診断名は終末期結腸がんであった．彼

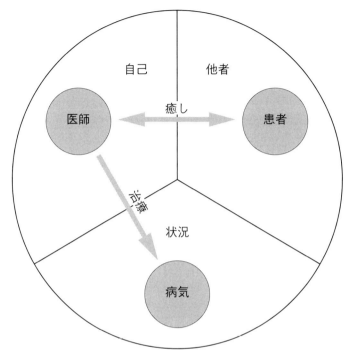

図 5.3　臨床的な調和

女は労働組合の代表として働いていた．緩和ケアチームは患者を毎日診察すること
になったが，非常に難しい事例であった．緩和ケアチームの看護師と私は患者の
ベッドサイドに座った．患者は全身状態が悪く，苦痛があり，ベッドに寝たままの
状態であった．持続する腹痛，悪心，頻回の嘔吐がみられていた．私たちは考えら
れる限りのあらゆる方法を試みたが，いずれも効果がみられなかった．毎回，診察
のたびに薬剤調整を行ったが，症状の改善はみられなかった．診察のたびに患者は
改善することを明確に期待し，私たちの提案を求めた．私たちの提案はうまくいか
ず，困難な時が続いた．患者だけでなく，誰にとっても苦しい状況であった．病棟
スタッフは対応に苦慮し，緩和ケアチームの看護師は私たちの診察に同席しなく
なった．非常に辛い状況であった．

　このような状況が数週間続いた後，専門家である同僚たちが提案する薬剤調整

は，問題解決につながらないことが判明した．患者は改善しないことを怒り，私た
ちはそれをなだめるということが繰り返されており，何も患者の役に立たない状況
であった．そこで，一度立ち止まり，私たちがしていることを振り返る必要がある
ことに気づいた．患者のせいにしないように配慮しながら，薬剤の変更を止めるこ
とにした．

　次の診察時，私は新しいアプローチを意識的に行った．患者のベッドサイドに座
り，患者の話を傾聴し，患者のところにしっかりと存在し続けたのである．そし
て，患者が「次に何を変更するのですか」と尋ねたので，「今のところは何も変え
る予定はありません」と丁寧に答えたところ，患者はそれを受け容れたのである．
驚いたことに，その後の数日から数週間にわたって患者の症状は多少緩和したので
あった．それは劇的な変化ではなかったが，症状が明らかに緩和し，患者との関係
も改善した．薬剤調整に絶えず努力していた時よりも，患者により共感することが
できたのである．そして，私たちの診察時に，患者もより穏やかになり，その時そ
こに存在し，怒りの感情も少なくなったように思えた．重篤で治療不可能な終末期
患者に実際に寄り添うことになったのである．

　この患者との関係性において何が起きたのであろうか．私たちは十分なことがで
きていないと感じていた「懇願の態度」から「調和のとれた態度」へと変わったの
である．できる限りのことはしており，それ以上のことはできないことを私たちは
受け容れた．私たちが不十分なのではなく，症状が治療抵抗性であったのである．
患者も「非難の態度」から「調和のとれた態度」へ変わった．患者は私たちがこれ
以上何もできないことと，これ以上要求しても役立たないことを受け容れたのであ
る．患者は私たちに敬意を払ってくれたように思われた．限界があっても，患者も
医療従事者も両者にとって益となる「調和のとれた態度」へと移行したのである．

継続的な課題
An Ongoing Challenge

　調和のとれた態度の概念は理解しやすいものに思えるが，その実践となると非常

に困難である．調和のとれた態度は医療従事者の内的な反応と患者の反応のバランスを保つことであるが，常にそのバランスを失わせる危険性がある．医療従事者は平面を歩いているのではなく，高い綱の上でバランスをとりながら歩いているようなものである．調和のとれた態度を保つためには補完的な方法が必要である．第 6 章では，それを検討する．

文献

1) Satir V, Banmen J, Gerber J, Gomori M. Chapter 4, Congruence. In：The Satir model：family therapy and beyond. Palo Alto：Science and Behavior Books, 1991. p.65–84.

2) Satir V, Banmen J, Gerber J, Gomori M. Chapter 3, The survival stances. In：The Satir model：family therapy and beyond. Palo Alto：Science and Behavior Books, 1991. p.31–64.

3) Drazen RY. The choice is yours ［DVD］. Drazen Productions, 2001. Distributed by the American Board of Internal Medicine Foundation.

4) Allen D, Wainwright M, Mount B, Hutchinson TA. The wounding path to becoming healers：medical students' apprenticeship experiences. Med Teacher 2008；30(3)：260–264.

第6章

医療における
マインドフルネス

手術室の時間はおかしいものである.
大騒ぎしていても,落ち着いていても
時間が過ぎる感覚がないのである.
ハイデッガーが言うように
退屈な時は時間が過ぎていくのを感じる.
手術の時間は正反対である.
非常に集中すると時計の針が勝手に動くのである.
2時間が1分にしか感じられないのである.

ポール・カラニシ『いま,希望を語ろう
末期がんの若き医師が家族と見つけた
「生きる意味」(When Breath Becomes Air)』
(Paul Kalanithi:1977年〜2015年,米国の脳神経外
科医,作家)

ゆとりをもつ

Space

　医学生 [1] や臨床医 [2] にマインドフルネス (mindfulness:今この瞬間の現実に常に気づきを向け,その現実をあるがままに知覚し,それに対する思考や感情には囚われないでいる心の持ち方,存在のありよう) を紹介する時,自分の生活にゆとり (space) を考える演習を行うようにしている.二人一組になってもらい,一人がもう一人に「生活で自分自身にゆとりがない時,どのようなことに気づきますか」と尋ねてもらう.答える人が話し終わったら,同じ質問を繰り返す.その後,「生活で自分自身にゆとりがある時,どのようなことに気づきますか」と正反対の質問をする.この2つの質問に対

する答えの違いは印象的である．特に2つ目の質問に対する答えが，創造性，生産性，関係性の改善など，全てのよい結果につながることに参加者は気づくことになる．これらの多くは，参加者がゆとりを犠牲にし，多忙の中で懸命に努力して手に入れようとしてきたものである．しかし，社会は逆の方向に向かっており，直感に反していることに気づく．自分自身にゆとりをもつことにより，実際，社会に対してより貢献することができるようになるのである．

ゆっくりと行う

Slow

　ゆっくりと行うことはマインドフルネスにおける第1段階である[3]．生活で自分自身に更なるゆとりをもたらす．これはマインドフルネスに特化した目的ではなく，ほかのQOLを向上させる運動にも共通している．スローフード（slow food：ファストフードに対して唱えられた考え方で，その土地の伝統的な食文化や食材を見直す運動）やスローワーク（slow work）などの運動がそうである[4]．私たちの生活は忙しく，全てのことを急いで行うと体験の楽しさや価値を見失っていることに気づく[5]．私たちはゆっくりと行う必要がある．レクリエーションや，ゆっくりと食事をするなど仕事外の活動では理解しやすいが，医療現場でもゆっくりと行うことは可能だと思う．患者はそれを求めており，医師や他の医療従事者もそれを必要としている．それは補完代替医療（complementary and alternative medicine）の運動の中心であると思う[6,7]．補完代替医療の特定の介入や治療がより優れているという意味ではなく，医療現場にゆっくりと行う方法を意識的に取り入れているということである．補完代替医療の実践者は患者に対してより時間をかけ，より熱心に傾聴し，患者にとってさらに時間のかかる治療法を提案する．ゆっくりと行ったり，身体にある自然治癒力に配慮したりすることにより，統合的な効果が期待される．

　このように，ゆっくりと行う態度が，患者や医療従事者にとって益となるよう従来の医療において当たり前になることは可能であり，また，そうしなければならないと私は思っている．そして，これこそが，Whole Person Care の運動が目指して

いるものである．Whole Person Care は，補完代替医療の特定の治療法を採用するのではなく，従来の医療に補完代替医療の態度や目的を組み合わせることである．細胞レベルに至るまでの身体機能の理解と病気の治療法を科学的基盤とする医学が，全人的な人間理解と人間関係を取り入れない理由はどこにもないのである．

　多発性嚢胞腎による慢性腎不全のため，血液透析を受けていた一人の女性の患者を私は思い出す．彼女はトルコ出身で，英語をあまり上手に話せなかったが，彼女とは長い付き合いとなった．ある日，透析室の外で彼女と話していた時に突然，心停止になったことがあった．心停止は腎不全による高カリウム血症によるもので，蘇生が成功して，血液透析を継続することができた．心停止に対する私の対応は後述するが，ゆっくりと行ったわけではない．まずは患者の定期検診について述べたい．私が働いていた透析室では，全ての患者にかかりつけ医（primary care physician）がいて，少なくとも年 1 回に透析室の外で定期検診を受けることになっていた．その時の彼女の劇的な反応をよく覚えている．この患者は私が担当となり，検査結果を確認し，投薬を再検討し，必要な変更を行い，彼女の疑問に答えながら，1 時間以上かけて診察した．この患者を含め 25 名ほどの定期検診は，順調に終えた．私たちは患者を十分に管理できており，私は安心したところであった．その日の遅く，看護師が「先生はあの患者さんに何をされたのですか．先生の定期検診後，患者さんは足に羽が生えたようでしたよ」と私に言ってきた．驚いたかと聞かれると，そうではなかった．自分が患者の立場になったとして，医学的知識のある誰かが自分の状況を一緒に時間をかけて検討してくれたら同じように感じるだろうと思ったからである．どのような状況であれ，しっかりと対応してくれるという安心感があり，心機一転となるからであろう．

　さて，私はこの患者をゆっくりと診察したのであろうか．時間をかけたし，せかされなかったという意味ではそうだといえるが，意識的にゆっくりと診察したわけではない．ここで求められるのは，正しい速さである[4]．患者が心停止した時の話に戻りたいと思う．心停止の時に私はゆっくりと行動したであろうか．もちろんそのようなことはなかった．すぐに患者を横にして心臓マッサージをしながら，蘇生チーム（cardiac arrest team）を呼び，蘇生に必要な処置を迅速に行った．脳障害が

起きないように速やかに心拍が再開するように試みた．そして，うまくいったのである．ゆっくりと行わなければならない時と迅速に対応しないといけない時がある．医療従事者に必要なことは，自分自身と他人のためのゆとりをもちながら，最善の方法で対応することができるように一瞬一瞬に注意を集中させていくことである．

注意を集中させる

Attention

　よい医療を実践する秘訣は，注意を集中させることである．それは簡単なことでは絶対にない．多くの人々は，重要な課題や目的から何度も注意をそらしながら生活しているからである．返事をしないといけないメールを探してパソコンの画面を操作している時に，長年連絡のなかった知人からのメールが届いていたことに気づき，そのメールを開く．そうしているうちに別のメールに関心が向き，最初に行おうとしていたことへの注意が完全にそれてしまうことがある．このようなことが医療現場でも起きていると思うのである．

マインドフルネス

Mindfulness

　マインドフルネスの訓練では，2つのことを行っている．第一は，呼吸や身体感覚を意識しながら瞑想する時に，私たちは1つのことに注意を集中し続けることが難しく，注意がそれやすいことに気づく．多くの人は自分の呼吸に数秒以上注意を集中し続けることはできないし，10分間座って瞑想をしている時の大部分の時間は関係のないことを考えているということがめずらしくない．注意を集中することは当然のことではなく，そのためには観察することと方向づけをすることが必要である．そして，いかに注意がそれやすいかということに気づくことが重要な教訓となる．

　第二は，マインドフルネスの訓練では，観察したり調整したりすることを学ぶことである．身体を鍛えるのに筋肉を使うように，マインドフルネスでは気づきを使う．呼吸から注意がそれたことに気づいた時には，意図していたところに注意を優しく戻す．この気づくことと注意を呼吸に戻すことの2つの過程は，患者と会話をする時に必要な技術と同じである．患者が何かを言ったり，私たちが何かを考えたりして，注意がそれたら，会話が一拍か二拍遅れることになる．そのことに気づき，注意を患者に戻し，会話が続いて発展していくのであれば問題はない．マインドフルネスの訓練とは，それやすい注意を集中させることが不十分であることを改善する取り組みといえる．

フロー

Flow

　しかし，マインドフルネスの訓練だけが，注意を集中させるのではない．多くの人は意識的に努力しなくても目の前の任務に注意を集中させた経験があるであろう．このような経験は，報酬が非常に高く，その瞬間においてほかのことは些細で注意を払う価値がないと思えるような，計画された活動にみられる．これは自分自身に快感をもたらす．例えば，重要な会議での発表の最中には頭痛が消失し，会議が終わると頭痛が戻ってくることなどである．このような現象はフロー（flow：内発的に動機づけられた自己の没入感覚を伴う楽しい経験を指す．フローの状態にあるとき，人は高いレベルの集中力を示し，楽しさ，満足感，状況のコントロール感，自尊感情の高まりなどを経験する）と呼ばれ，医療と密接に関連する．

　ミハイ・チクセントミハイ先生（Mihaly Csikszentmihalyi：1934年～，ハンガリー出身の心理学者．フローの概念を提唱）は，フローの状態の特徴（①達成できる見通しのある課題と取り組んでいる時に生じる，②自分のしていることに集中できている，③明確な目標がある，④直接的なフィードバックがある，⑤意識から日々の生活の気苦労や欲求不満を取り除く，深いけれども無理のない没入状態，⑥自分の行為を統制している感覚を伴う，⑦自己についての意識は消失するが，フロー後では自己感覚はより強く現れる，⑧時間の経過の感覚が変わる）を述べてい

る[8]．さらに，「自分の能力に自信があり，自分の方法に絶えずフィードバックを
与える，十分な専門性のある活動においてフローは起きる」と述べている．スポー
ツ競技や非常に集中した仕事では，自己意識が消失したり[8]，時間感覚が変化した
りする[9]のがよい例である．ほとんどの人にとってこれは極めて満足度の高い経
験となり，「幸せや高い QOL の重要な源になる」とチクセントミハイ先生は述べ
ている[10]．人によっては，フロー自体が非常に楽しいものとなり，仕事が仕事で
なくなることがある[11]．

　医療には自然にフローを促進する側面がある．手術はおそらく典型的な例であろ
う．本章の冒頭で引用したカラニシ先生の言葉もフローの経験であろう．手術で
は，手袋と手術着を身に着け，外部から隔離された環境で特定の任務に集中し，手
術部位で起きていることと麻酔科医から患者の生理現象について絶えずフィード
バックがあり，皮膚を縫合して手術が終わるという明確な終了点がある．医療の他
の領域でもフローを促進することはある．

　腎臓内科医，その後に緩和ケア医になった私の経験から，そのような領域は多数
ある．血液透析用カテーテル留置や脊椎穿刺などの手技がそれに該当するであろ
う．手術と同様に，事前の準備，消毒，フィードバックの継続，外部からの隔離，
明確な終了点がある．手技的でないケアではどうであろうか．私は困難な問題を解
決するために家族と面談する時に，同じような現象を経験した．事前の準備，
フィードバックの継続，外部から注意をそらされないこと，明確な終了点など，同
じように緩和ケアチームはその面談に臨んだ．終末期患者の面談や外来患者の重要
な診察などでも同じような現象を経験した．臨床をもっとフローの機会とするよう
に取り組むのがよいと考えている．ウイリアム・オスラー先生（William Osler：1849
年～1919年，カナダ・オンタリオ州出身の医学者，内科医．医学教育の基礎を築く）が100年
前にジョンズ・ホプキンス大学病院で患者を診察（視診，聴診，触診，打診）している
写真を見ると，フローと思われる明瞭な過程を経験しているようにみえる[12]．私
たちの注意をそらす多くの電子機器などに囲まれた現代の多忙な臨床において，フ
ローを促進することは可能であろうか．

　胆石の手術であれ，患者に傾聴することであれ，臨床における目の前の任務に対

して，注意を十分に集中させることができるようにゆとりを生み出し，真剣に取り組む意志があれば可能であると私は思う．マインドフルネスの訓練は，そのような臨床に有用な方法であると考えている．しかし，同時に臨床を特定の方法で組み立て直す必要もあるであろう．臨床現場の忙しさに振り回され，注意散漫になりながら，次から次へと任務をこなさなければならないのであれば，明確に実施可能な範囲で，フィードバックを継続しながら，任務を前期，中期，後期のように分割するのがよいであろう．それは診療所や病棟などの環境によって，異なる方法で実施することが可能であろう．手術や手技などの特殊な状況では，全ての任務を分割することなく注意を集中できるように，ゆとりを生み出す必要がある．さらにフローが起きるためには他にも何かが必要である．

深遠な目的

Deeper Purpose

　医療を考える場合，私たちは注意を十分に集中させることが必要である．たとえ日常的な仕事であっても，患者にとっては決してそうではない．このことを繰り返し私たち自身に言い聞かせる必要がある．Whole Person Care において，患者の気持ちに共感できるように継続的に努力する理由はそこにある．医療は患者にとって運を天に任せるようなものであり，医療従事者は共感しながら患者に向き合うことが重要である．

　医療従事者にとってはどうであろうか．医療は一人の人間としての医療従事者にとっても重要である．医療従事者は患者に共感するかもしれないが，長期にわたって医療に関わり続けるためには，それだけでは十分ではない．様々な人がいろいろな方法で表現するであろうが，フランクル先生 (p.36) は「仕事に深い個人的な意味を見出す必要がある」と言うであろう [13]．それは単なる昇進，昇給，賞賛などというものではない．より大きな動機や目的のために働いているという自覚が，長期にわたりフローを経験するために必要であろう [13, 14]．人間の苦悩から解放することに関係する人もいれば，病気を撲滅させることを目指す人もいるであろう．

Whole Person Care を長期にわたって実践するには，注意を集中させながらフローの状態となり，私たちの心に強く響く深遠な意味を与えてくれるものがなければ不可能であると思っている．医療の魂を癒すためには，患者との相互関係においてこの深遠な意味と注意を集中させることが不可欠である．

文献

1 ）Wald HS, Anthony D, Hutchinson TA, Liben S, et al. Professional identity formation for humanistic, resilient health care practitioners : pedagogic strategies for bridging theory to practice in medical education. Acad Med 2015 ; 90(6) : 753–760.

2 ）Irving J, Park J, Fitzpatrick M, Dobkin PL, Chen A, Hutchinson T. Experiences of health care professionals enrolled in Mindfulness-Based Medical Practice : a grounded theory model. Mindfulness 2014 ; 5(1) : 60–71.

3 ）Kabat-Zinn J. Introduction : stress, pain, and illness : facing the wisdom of your body and mind to face stress, pain, and illness. In : Full catastrophe living : using the wisdom of your body and mind to face stress, pain, and illness. New York : Delta, 1990. p.1–14.

4 ）Honoré C. In praise of slow. Toronto : Random House of Canada, 2004.

5 ）Honoré C. Chapter 1, Do everything faster. In : In praise of slow. Toronto : Random House of Canada, 2004. p.19–36.

6 ）Honoré C. Chapter 6, Medicine : doctors and patience. In : In praise of slow. Toronto : Random House of Canada, 2004. p.147–165.

7 ）Nahin RL, Barnes PM, Stussman BJ, Bloom B. Costs of Complementary and Alternative Medicine (CAM) and Frequency of Visits to CAM Practitioners : United States, 2007. Natl Health Stat Rep 2009 ; 18 : 1–16.

8 ）Csikszentmihalyi M. Flow : the psychology of optimal experience. New York : Harper & Row, 1990.

9 ）Kalanithi P. When breath becomes air. New York : Random House, 2016.

10）Csikszentmihalyi M. Chapter 3, Enjoyment and the quality of life. In : Flow : the psychology of optimal experience. New York : Harper & Row, 1990. p.43–70.

11）Chen PW. How mindfulness can make for better doctors〔Internet〕. New York Times, Oct 2009 15.〔cited 2016 Oct 13〕.

Available from：http://www.nytimes. com/2009/10/15/health/.html?_r=0

12）Bliss M. William Osler. A life in medicine. Toronto：University of Toronto Press, 1999. Illustrations. At the bedside：inspection, palpation, auscultation, contemplation.

13）Frankl VE. Man's search for meaning：an introduction to logotherapy. Boston：Beacon Press, 2006.

14）Csikszentmihalyi M. Chapter 10, The making of meaning. In：Flow：the psychology of optimal experience. New York：Harper & Row, 1990. p.214–240.

◆ 第7章

Whole Person Care の過程

過程：特定の目的を達成するためにとられる
一連の行動または段階

オックスフォード辞典

　Whole Person Care の特有の目標とは，苦悩を和らげることである．患者との関わりでは，マインドフルネスによる臨床的な調和を保ちながら，状況に応じて自分自身を用いて，明快な一連の段階を踏む必要がある．各々の段階は行ったり来たりすることもあるが，この過程には自然な順序がある．

第1段階：診断を明らかにする

Clarify the Diagnosis

　慢性疾患のある患者は初診であれ再診であれ，自分の身体の中で何が起きているか知りたいと思っている．診断することは医師に与えられた権限であり[1]，患者の苦悩を和らげるための重要な第1段階である．例えば，あなたはウイルス感染にかかり6週間にわたって咳が続いたため，その原因を知るために医師の診察を受けたとする．この時，あなたはほぼ間違いなく心配しているであろう．それは咳がひどくて生活に支障をきたしているからではなく，咳の原因に関する心配である．説明できない症状があると，悪いことが起こりそうだという考えが次から次へと浮かんでくるからである．重篤な感染症，生命を脅かす肺がん，他の慢性疾患などが脳裏に浮かぶ．もちろんそのような考えを打ち消そうとする．しかし，完全に否定する

67

ことができれば，医師のところには行かないであろう．Whole Person Care の第 1
段階では，医師のところへやって来る患者は，自分自身を脅かす可能性について心
配していることを十分に理解することが重要である．

　そのために医療従事者がまず行うべきことは，患者の症状や心配なことに対して
愛想よく安心させたり否定したりすることでなく，患者から病気や問題を分離して
診断することである [2]．このこと自体が，患者の苦悩を和らげるのに大いに役立つ
からである．前述のウイルス感染後咳嗽の場合，医師が症状を聞き，診察し，胸部
X 線写真を読影し，「ウイルス感染後によくみられる問題で，心配するようなもの
ではない」とはっきりと伝えれば十分であろう．このように，患者から病気を分離
することは，一人の人間として問題がないと伝えることになり，患者の苦悩を和ら
げるのに直接的な効果がある．そして，苦悩を和らげる第 1 段階となる．アロノ
ウィッツ先生（p.7）は，著書の『病気の意味を理解する（Making Sense of Illness）』の
中で「これが医療において重要な構成要素である」と述べている [3]．

第 2 段階：患者の観点から予後を明らかにする
Clarify the Prognosis：The Patient's Perspective

　治癒の可能性や生命予後に関しては，カプランマイヤー曲線（Kaplan-Meier curve）
や医療統計の観点から医学的な見通しを考えるのが通常である．ここではそれにつ
いて論じるのではなく，自分自身への脅威を感じ，苦悩している一人の人間への関
わりについて検討する．「患者は何を脅威として感じているか」を確認し，その点
において「将来，どうなっていくか」をできる限り正確に判断する必要がある．そ
のためには，患者が尋ねていることと，患者が聞く準備ができていることに対す
る，十分な傾聴と豊かな感性が求められる．ロバート・バックマン先生（Robert
Buckman：1948 年〜 2011 年，英国の腫瘍内科医．『真実を伝える（How to Break Bad News）』な
どコミュニケーション技術に関する本や CD を作成）の悪い知らせを伝える過程が極めて有
効であり，SPIKES モデルのアプローチ（Setting：場の設定，Perception：病状認識，
Invitation：患者からの招待，Knowledge：情報の共有，Emotion：感情への対応，Strategy/

Summary：戦略・要約）は，たとえ悪い知らせでなくとも非常に役立つ[4]．私自身の経験から言えば，患者がすでに知っていることと，患者が知りたがっていることを明確にしながら対応していくことが患者の苦悩を和らげるのに大きな役割を果たす．これはたとえ非常に悪い知らせであっても，そう言える場合がある．第1章の患者（p.6）を思い出してほしい．ランニング中に感じた大腿部と股関節の痛みは転移性がんによるものであったが，それを知って患者は安心したのである．しかし，医学的な状況の説明の仕方によっては時に患者の苦悩を増やすことがある．腎不全になり，その後の生涯にわたって機械に繋がれると思い込んでしまった患者のことを思い出す[5]．実際は4時間の血液透析を週3回受けることであったが，患者は文字どおり機械にずっと繋がれることを想像した．それは大変な苦悩だったに違いない．

第3段階：病気を治療する

Treat the Disease

　第3段階は私たちが非常によく知っている医療の一部分であり，大いに発展したところである．病気に有効な治療は，患者の苦悩を和らげることに疑いの余地はない．抗菌薬を投与して感染症が治ることが最も単純な例である．しかし，感染症ですら単純ではない．たとえ今回の感染症が治っても，「また悪くなるのではないか」「感染症が健康に悪影響を及ぼすのではないか」「肺，腎臓，免疫が弱っているのではないか」などもっともな心配をすることになる．たとえ有効な治療法があっても，患者の気がかりに対応することは極めて意味がある．

　また，治療自体が苦悩の原因になることがある．薬を服用しなければならないことが，自分自身の存在を脅かしているとさえ感じるかもしれない．このことが服薬アドヒアランスの低下の主な原因の1つとなると思う．しかし，より侵襲を伴う治療の場合，それ自体が実際に深刻な苦悩の原因になることがある．例えば，大手術，腎不全に対する慢性血液透析，がん化学療法，糖尿病に対するインスリン療法ですらそうなることがある．これらの治療は，少なくとも初期段階において，そし

ておそらく無期限に患者の一人の人間としての存在を脅かすことになるであろう．だからといって，これらの治療を行う価値がないということではない．しかし，私たちの使命が苦悩を和らげることであれば，患者と共に治療方針に関する話し合いに労力を惜しまないようにする必要がある．治療に伴う苦痛のほうが，病気を治療しない場合よりもはるかに大きいと考えて，手術や血液透析を受けないことを選択する患者がいる．患者がどのような治療方針を選択しようとも，苦痛を和らげるための第4段階が常に存在する．

第4段階：癒しの関係を築く

Create a Healing Relationship

　どのような病気になろうとも，どのような治療を受けようとも，患者は全人として損なわれることなく一人の人間として大切にされる支援が常に必要である．家族や友人を含む人々からはこのような支援が与えられるが，医師や医療従事者は重要な役割を果たしている[6]．医療従事者は病気，治療，予後などに関して，患者や家族よりも多くのことを知っている．また，患者の不安や気がかりに関わることが多く，病気における癒しの過程を経験する患者に対して苦悩を和らげる支援をしながら，一人の人間として尊重することも，反対に苦悩を増大させながら退けたり屈辱を与えたりすることもできうる力が与えられている．全ての病気は，また想定上の病気でさえも，患者自身の存在に対する脅威の原因となるため，癒しの過程において患者が変化し成長するために支援を必要としていることを決して忘れてはいけない．有史以前から専門職としての起源があったことを考えると，医療従事者の主要な役割は病気の治療というよりも，常にこのような支援をすることであるといえるであろう．

　今後，様々な治療法が増え，侵襲を伴う延命治療による苦悩が潜在的に増加していくことを考えると，Whole Person Care の重要性は低下することはなく，むしろその必要性は高まっていくであろう．苦悩を和らげることが最優先の目的だとすれば，癒しの旅を支援しながら全人としての患者と関係性をもつ能力は，全ての医療

の基盤となると私は信じている．この重要な任務や Whole Person Care のほかの段階をいかに連続的または同時に実行するかは，医療のアートに相当する．第 8 章では，この医療のアートを検討する．

文献

1 ） Hutchinson TA. The keys to the kingdom. CMAJ 1999；160（3）：377.

2 ） Hutchinson TA, Brawer JR. Chapter 4, The challenge of medical dichotomies and the congruent physician-patient relationship in medicine. In：Hutchinson TA, editor. Whole person care. A new paradigm for the 21st century. New York：Springer, 2011. p.31-44.

3 ） Aronowitz RA. Making sense of illness：science, society and disease. Cambridge：Cambridge University Press, 1998.

4 ） Bailea WF, Buckman R, Lenzi R, Glober G, Beale EA, Kudelk AP. SPIKES—a six-step protocol for delivering bad news：application to the patient with cancer. Oncologist 2000；5：302-311.

5 ） Chapter 17. In：Phillips D, editor. Heroes. 100 Stories of living with kidney failure. Montreal：Grosvenor House Press, 1998. p.51-53.

6 ） Hutchinson TA, Mount BM, Kearney M. Chapter 3, The healing journey. In：Hutchinson TA, editor. Whole person care. a new paradigm for the 21st century. New York：Springer, 2011. p.23-30.

◆ 第8章
医療のアート

アートとは，作家，画家，音楽家と認められた
少数者の所有物ではない．
それは個人および全ての人々の本物の表現である．
ジョン・デューイ
(John Dewey：1859年～1952年，米国の哲学者，プ
ラグマティズムを代表する思想家)

　スティーブン・デダルス（Stephen Dedalus：アイルランドの作家ジェイムズ・ジョイス氏
の小説『若き芸術家の肖像』の主人公）は，友人のリンチに適切なアートと不適切なアー
トの違いについて述べている [1]．デダルスは，「不適切なアートは動的である．私
たちを何かに向かわせたり，何かから離れさせたりする．一方，適切なアートは静
的である．私たちの心を審美に惹きつける．単に私たちの注意を対象に向かわせる
だけでなく，願望や嫌悪を超えたものを生じさせるのである」と述べている．

審　美

Aesthetic Appreciation

　デダルスは，「審美（美の本質を見極めること）には3つの重要な段階がある．それ
は一体性（wholeness），調和（harmony），光輝（radiance）である」と述べている [1]．
アリストテレス（Aristotle：紀元前384年～紀元前322年，古代ギリシアの哲学者）やトマ
ス・アクィナス（Thomas Aquinas：1225年頃～1274年，イタリアの神学者，哲学者）の考
え方をこれに当てはめると次のようになる．「一体性」は，対象を世俗から分離す

ることによって生じる．そして，分離された世俗は背景となる．「調和」は，対象
の異なる部分における関係性に気づくことから生じる．「光輝」は，「最高の美的イ
メージが清らかに輝くのを心が捉えた瞬間」と作家のジョイス氏は述べている．光
輝の段階は正確に定義することが難しく，私たちがコントロールできないものであ
る．素晴らしい演劇を観たり，感動的な本を読んだりしたことのある人であれば，
誰でも経験したことがあるであろう．これは劇場を出る時や読み終えた本を置く時
に残るような，言葉では言い表せないものである．

共　感

Empathy

　このような現象は，医療の一部になっているであろうか．また，そうすべきであ
ろうか．それはどのようなものであろうか．私が腎臓内科医から緩和ケア医へ変わ
ることを真剣に考えていた時，緩和ケア病棟で1カ月間ボランティアとして過ごし
た．その時に出会った一人の男性の患者を思い出す．彼は終末期がんによる遠隔転
移がみられたが，歩行可能であり，多くのことが一人でできていた．私はその患者
とほかの数名の患者と一緒に廊下を歩いていた．患者たちは「自分のために何をし
たいか」という話をしていた．その時，その患者は「本当に望んでいることは，よ
くなってここから出て行けるようになることだ」と言った．周りを見渡してこっそ
りと「しかし，ここではそのようなことを言ってはいけないだろう」と付け加え
た．それが私にとって光輝の瞬間であった．

　以前にも増してその患者に深く共感することができた瞬間でもあった．それは束
の間，その患者の立場で考えることを直接体験したようであった．クリーブラン
ド・クリニック（Cleveland Clinic：オハイオ州クリーブランドに拠点を置く米国の大学病院．
米国で最高の病院の一つとしてランキングされている）は，このような瞬間を捉えた動画を
公開している（https://www.youtube.com/watch?v=cDDWvj_q-o8）[2]．病院での日常におい
て患者，家族，医療従事者の表面下で起きていることを理解することができるもの
である．医療現場で働くことの深遠な意味から私たちを遠ざけるのは，私たちの心

を惹きつける審美であり，問題解決よりも人知では計り知ることのできない状況にいることである．ジョイス氏の言葉で言えば「動的でなく静的である」となる．

マインドフルネスの実践

Mindful Practice

　どのようにすればこのようなあり方を実践することができるであろう．おそらく様々な方法があるが，審美を正式に医学教育に取り入れるのがよいであろう．しかし，もっと簡単な方法があると思う．それは審美の3つの段階である一体性，調和，光輝をマインドフルネスの実践[3] に置き換えて，医療に取り入れる方法である．具体的には以下のとおりである．

1. 一体性＝意図（Intention）
   全人かつ独立した人間として目の前にいる人に焦点を合わせること
2. 調和＝注意（Attention）
   その人の様々な側面と，その人は私たちにとってかけがえのない存在
   として関わることに注意を集中させること
3. 光輝＝気づき（Awareness）
   心を開きその人を全人として理解すること

　審美の視点は，医療へのマインドフルネスの取り組みに何をもたらすであろうか．ある時，他の医療機関に勤めている先輩が，マインドフルネスについて次のように述べた．「ポリッジ（オートミールに牛乳または水を入れて作ったかゆ．英国人は朝食によく食べる）を食べ続けることだけである」．先輩が言わんとしたことはよくわかる．よく教えられるように，呼吸に何度も何度も意識を戻すという単純なことに感動，喜び，悟りなどを見出すことは困難である．しかし，それはマインドフルネス瞑想の訓練の一面にすぎない．スポーツジムで筋肉トレーニングを繰り返し地道に行うのと同じである．それ自体は感動を与えたり，爽快な気分にさせたりするものではないが，必要な筋肉を鍛え，スキーやフットボールの試合で私たちを興奮させるの

である．真の好奇心をかき立てて感動を与える，注意集中と気づきを深めることを仕事と患者に適用することが必要である．これは偉大な芸術作品に注意を集中させるのと同じ種類のものである．医療のアートを適切に実践するには何が必要であろうか．それは患者との一体性，調和，光輝を十分に理解することである．

診療の境界線

The Bounded Clinical Interview

診療における境界線をどのように決めたらよいであろうか．鍵となるのは，診療における会話であり，患者との関わりにおいて境界線を決めるのがよいと思う．境界線とはしばしば自分を守る手段として自分の周りに引くものを意味するが，ここでの境界線は，絵画の額縁のようなものである．これはジョイス氏が述べている，アートの対象物あるいは作品を十分に理解しようとするための第1段階である．しかし，医療従事者が見つめているのは絵画でもなく，静物（still life：写真や絵画の題材として，動かずに静止しているもの）でもなく，生き生きとした交流である．医療従事者を芸術家に例えるなら，パフォーマンス・アーティストである（performance art：演技・ダンスなどの身体的動きを絵画，写真，映像，音楽などと合体させて表現しようとする芸術）．

視覚的アート（visual art）の作品は空間の次元で，音響的アート（aural art）の作品は時間の次元で存在する [1]．医療のアートは両方を組み合わせたものであり，行動を伴い，絵画よりもしっかりと演じられ，鑑賞されるバレエに近い．演じている時はそれ以前のもの，それ以降のもの，注目されるものを分離する境界線が必要となる．その演技では，医療の二面である「治療」と「癒し」が切れ目なく組み合わされることが不可欠である．

実際にどのようにすればよいであろうか．私は第1章のK氏（p.9）の病室に入った時のように，その日，その時の患者との最初の関わりが計り知れないほど重要なことになると自分に言い聞かせている．期待にとらわれず，心をまっさらにして，今この瞬間，ここに留まり，心を開くようにする．患者に挨拶をしてから診察を始

める．このようにして，最初の枠組み，つまり境界線が引かれるのである．

　診察は，痛みのマネジメントや薬剤調整など実践的で解決可能な問題から始まる．次に，対応可能な気がかりなことや，どこで療養したいのか（自宅なのか，緩和ケア病棟なのか），患者が私に知ってほしいことなどを，行きつ戻りつしながら話を進める．患者との関わりに注意を集中させながら，診察が具体的なものになるように，浮かび上がってくる問題に絶えず心を開き，傾聴しながら語るようにしている．私はその日の内に達成され，評価すべきものが完了するように努力している．両者が1つの段階を終えたと感じられ，バレエや演劇が終わると劇場を後にするように，相応の時間（無制限ではない）で診察を終えるようにしている．診察の過程で生じたことは残像のように心に留まるが，このようなパフォーマンスは終了し，次の患者と課題に注意を集中させるように取り組むことになる．興味深いことに，診察がうまくいくと，患者の部屋を出た直後に深く感動し，みぞおちあたりに感じるものがある．これがジョイス氏の言う光輝である．

日々の診療

Day-to-Day Practice

　このような実践を定期的に行うことは可能であるだけでなく，不可欠であると私は考えている．現在の医療体制では，このような働き方を進めることもあれば，非常に困難にすることもあるであろう．私はこのようなことを様々な環境で経験してきた．緩和ケア病棟からコンサルテーションまで幅広く活動する中で，ほとんどの場合，一度に一人の患者にこのように注意を集中した行動が可能であるとわかった．同僚たちは自分たちの疑問や懸念に対する答えを求めたり，治療方針を気にしたりしており，私はプレッシャーを感じることが多かった．実質的には患者が障壁となることはなかった．診察が患者に役立ち，深く，十分なものになるように注意を集中させることさえできれば，その後の仕事は容易に流れていく．通常の業務よりも実際に時間がかかることは少なく，精神の鍛錬によって注意を集中させることが必要であることに私は気づいた．究極的には，これが一緒に仕事をする仲間と私

が楽しく，実りが多いと感じ，より元気づけられ，満足のいく方法である．

　この方法を行うことが可能だったほかの環境で働いたことがあった．興味深いことに，そこは必ずしもストレスや忙しさが少ないところではなかった．研修医として研鑽を積んでいた時に，私はこの方法を直感的に取り入れた．なぜなら，患者に十分に注意を集中させないと仕事を終えることができなかったからである．腎臓内科医として外来で働く場合は，患者一人ひとりに注意を集中させるのは比較的容易であり，自分の患者と長期にわたって良好な人間関係を築くことができた．しかし，医療体制によりマインドフルネスによる対応が困難，あるいは不可能となる状況に陥ることがあった．

　そのような困難な臨床状況とは，私の仕事の範囲が血液透析センターにも広がった時であった．当時は，一人の腎臓内科医が，1カ月間の平日，血液透析センターを担当することになっていた．つまり，午前中に 25 人，午後に 25 人，夕方に 25 人と，1 日に約 75 人の外来患者を診察するだけでなく，その日に依頼のあった入院患者の診察もすることになっていた．私はこのような業務にすっかり参ってしまった．血液透析センターを後にする時にはいつも不全感があり，「何か見落としていないか」「不適切に対処したのではないか」などの恐怖感が時に襲ってきた．1カ月後には私の頭はくたくたに疲れ果てていた．その後，しばらくの間はコーヒーを求めてゾンビ（魂の抜けた人間）のように病院を歩き回ったり，1カ月の過重負担の業務から回復するために街を 1 日中ブラブラ歩いたりした．

　ここでの問題は何だったのか．最大の問題は，次から次へと患者を診察し，切り替えを明確にすることができなかったことである．この血液透析センターと外来診察室が非常に近接しており，患者と患者の間に自然な切れ目がなく，前の患者を手放し，次の患者に注意を集中するための明らかなきっかけがなかったのである．また，当然のことながら，患者の診察が不十分であった．慢性腎不全患者には様々な医学的な問題があり，非特異的な愁訴を診断することが困難なことが多かったのである．例えば，慢性疲労や拡散痛（diffuse pain）が，重篤な疾患の前兆なのかどうかを十分に鑑別することは困難を極めた．その結果，次から次へと患者を診察する中で疑念と懸念が積み重なっていった．精神的に疲労困憊となり，圧倒され，マイン

ドフルネスや「臨床的な調和」の状態になることもできなくなり，集中することも困難になった．そして，治療も癒しも十分にできなくなったのである．

次の段階
Next Steps

　臨床において医療のアートを取り入れるゆとりをもつために何ができるであろうか．第一に，音楽，ダンス，絵画などと同様に，医療の実践はアートであるという考えを受け容れる必要がある．医療には習得すべき技術的な側面があるが，全てのアートがそうであるように，医療としての芸術性は専門的技術をより深遠なものと結び付けることにある．音楽なら「音楽性」と呼ばれるであろう．医療では，病気を治療することと，患者と癒しの人間関係を築くことを統合することがそれに該当する．

　第二に，あらゆる芸術作品と同じように，医療は世俗から分離される必要がある．そして，バックグラウンド・ミュージック（BGM）ではなく，交響曲のコンサートを聴くように，注意を集中し，それ自体の中で完結し，一体化することが重要である．このことは，一人ひとりの患者と医療従事者との関係性全体および患者との関わりにも当てはまる．本章の冒頭のデューイ氏の引用にあるように，個人としても集団としても，医療の実践が医療従事者の個性の真の表現となるように，この古代からのアートを相応しく実践するために不可欠なものを真剣に考え始めることが必要である．第9章では，この過程において味方にも敵にもなりうる現象について検討する．

文献

1) Joyce J. A portrait of the artist as a young man. New York：Penguin Books, 1982.
2) Empathy：the human connection to patient care [video on the Internet]. Cleveland：Cleveland Clinic, 2013 [cited 2016 July 5].

Available from：https://www.youtube.com/watch?v=cDDWvj_q-o8

3） Kabat-Zinn J. Introduction：stress, pain, and illness：facing the wisdom of your body and mind to face stress, pain, and illness. In：Full catastrophe living：using the wisdom of your body and mind to face stress, pain and illness. New York： Delta, 1990. p.1-14.

◆ 第9章

死と死の不安

2週間後に絞首刑になるとわかった時,
人は驚くほど心を集中させるものである.

サミュエル・ジョンソン
(Samuel Johnson:1709年〜1784年,英国の文学者,
詩人,批評家)

　最近,小児救急診療に従事している医師たちと会合をもつことがあった.そこで私が医学部の2年生に行っている演習を彼らに経験してもらった.まず人生における夢や目標を5つリストアップした後で,隣に座っている人とそれを分かち合ってもらう.その後に「もし1年しか生きられないとしたら,そのリストはどうなりますか」と尋ねる.それから「もし1カ月しか生きられないとしたら」,さらに「もし1日しか生きられないとしたら」と考えてもらい,その都度リストを書き直してもらうというものである.医学生の演習の経験から予想はしていたが,驚くべきことに残された時間が短くなればなるほど,参加者のリストは似かよったものになった.ほとんどの人が何よりも優先することは「愛情を表現したい」「近親者から愛情を感じたい」というものであった.

　この演習が終わった後に12名の参加者全員で話し合ってもらった.参加者の意見は様々であったが,想像上の残された時間が短くなればなるほど,本当に重要なものを見出すようになり,愛情がますます重要になっていくようであった.奇妙なことに,人は死に直面すると全てが肯定的になるように心が開かれるようである.一見したところ,演習で経験したことは,死の不安や存在脅威管理理論(terror management theory:死の脅威に直面してそれに対応しようとする際に,自尊心,意義,不死など

を象徴するものを追求する）の研究結果と一致しないように思えた.

シェルドン・ソロモン先生

Sheldon Solomon

　モントリオールで開催された国際緩和ケア学会において，Whole Person Care の
セッションの演者としてシェルドン・ソロモン先生（Sheldon Solomon）を招待した.
それが初めての出会いであった. ソロモン先生は心理学の博士号をもつ大学教授
で，死の不安に関する世界的な専門家である. ソロモン先生は約 200 名の医師やそ
の他の医療従事者の参加者の目の高さで座って，スライドを 1 枚も使わずに話を
し，参加者をすっかり魅了したことを私は忘れられない. 多くの講演を聞いている
友人の腫瘍内科医は，「全く新しいことを話す人は稀であるが，ソロモン先生はま
さにそれをやってのけた」と言った.

　ソロモン先生，同僚のトム・ペチンスキー先生（Tom Pyszczynski）とジェフ・グ
リーンバーグ先生（Jeff Greenberg）は，死の脅威への対応に関する世界的に有名な
専門家であり，その理論を存在脅威管理理論と命名している[1]. テロ行為の恐怖へ
の対応を含め，全体として様々な状況における死の脅威に関する研究を行ってお
り，それは Whole Person Care の実践においても特に重要なことである[2].

死の不安

Death Anxiety

　「死の不安はほとんど常に意識下に潜んでいる」とソロモン先生たちは発表して
いる[3]. 死の不安が意識に上るように誘発されると興味深いことが起こる.

　アリゾナ州ツーソンで地方裁判所の判事 22 名を対象とした研究が行われた[4].
判事には，被告の個性と保釈金判決との関係を研究することは伝えられていたが，
死関連思考（mortality salience）が判決に与える影響を研究することは伝えられてい
なかった. 死を意識的に考えさせる判事群（死関連思考群）には，「自分自身が死に

直面する時の感情を簡潔に述べてください」「肉体的な死に際してあなたに何が起きると思うかをできるだけ具体的に書いてください」など自分自身の死を意識的に考えさせる質問に答えるように求めた．研究結果は驚くべきものであった．

　売春で告発された女性の仮想事例における保釈金判決は，死関連思考群と対照群で大きく異なっていた．対照群の保釈金が平均50ドルであったの対して，死関連思考群では平均450ドルであり，対照群の約10倍近く高額であった．この結果は「死を意識的に考えることは，自分自身の文化的な世界観への愛着を強くし，それに反する人に対する不寛容さを増す」という仮説を支持していると研究者は解釈している．さらに，医療を含め様々な場面で同様の研究が行われたが，結果は同じであったと研究者は報告している[1]．死を意識的に考えることは，自分自身の文化的な世界観への愛着を強くし，異なる世界観をもつ人に対してより拒否的になるようである．

近接的防御と遠位的防御
Proximal and Distal Defenses

　「死関連思考が誘発する脆弱性に対して2種類の防御が備わっている」とソロモン先生たちは発表している[3]．1つは近接的防御である．具体的には気分転換，否認，抑圧による機制である．近接的防御は死関連思考によって誘発された脅威に対して即効性があり，その効果はしばらく持続すると報告されている．近接的防御はある程度効果がみられるため，多くの人は自分自身の死の不安を否認するのであろう．しかし，近接的防御はかなりの認知過程を必要とするため，この防御を無期限に維持することはできない．したがって，心はより効果的な防御機制を必要とする．

　もう1つは遠位的防御である．この防御は近接的防御と比較してより効果的である．遠位的防御では，自分の世界観を共有する人々とより密接に結びつき，そうでない人々とは距離を置くことになる．これは自分自身が死すべき運命にあると気づくことは自尊感情に対する脅威となり，自分の価値観を支持する集団と関わりをもち，そうでない人々とは距離を置くことにより脅威から自分を防御しようとする理

論である．価値観を共有しない人々を尊重しないことにより，自分が帰属している集団の価値観を高めて自尊感情を強めようとするものである．これは世界共通の心理過程であり，一定の文化の発達まで説明できると研究者は報告している[5]．この仮説を受け容れるか否かにかかわらず，脅威を感じた時に，世界観を共有しない人々を尊重しなかったり，滅ぼそうとさえしたりする理由がここにあり，多くの世界の紛争でみられる現象であると主張している[5]．

死の不安と医療

Death Anxiety and Medical Practice

　医療は死関連思考を誘発する可能性があるため，ソロモン先生たちが報告しているような現象が起きても驚くにはあたらない．医学生を対象とした研究において，死関連思考が誘発された時は自分とは異なる信仰をもつ患者よりも同じ信仰の患者に対して心臓の診察所見をより懸念し，治療が両者において異なる可能性があると報告されている[6]．しかし，このような現象は研究が示唆する以上に医療現場のどこでもみられる可能性がある．

集団内における存在脅威管理

Terror Management Within Groups

　死の不安が誘発された時，他人とみなす明らかな文化的あるいは信仰的な集団がない場合はどうなるのであろうか．パウル・クレー氏（Paul Klee：1879 年〜 1940 年，スイスの画家，美術理論家）とワシリー・カンディンスキー氏（Wassily Kandinsky：1866 年〜 1944 年，ロシアの画家，美術理論家）のどちらの絵画が好みであるかをめぐり，集団の中で自分が同意する人と反対する人をどのように見るかについての死関連思考の影響を同じ研究者が検討している[7]．大学生は死の不安が誘発されなければ自分と意見が異なる人に寛容的であったが，死の不安が誘発されると自分と意見が同じ人に対してより愛情を感じ，そうでない人に対して否定的に感じたと報告してい

る．これは，死の不安が誘発されると明らかな理由がなくとも，他人をそのように捉える危険性があることを示唆している[7]．この研究者たちは，いかなる文化においても少数派の人々が果たす役割がここにあると結論づけている．つまり，少数派の存在を認識することにより，優越感を抱き，自尊感情を強め，自分の死の不安をかわすことが可能になるからである．

医療の特例
The Special Case of Medical Practice

　それでは，このことをどのように医療に適用したらよいであろうか．患者は，専門的知識により優越感を抱く医師やその他の医療従事者とは異なる集団である．医療では，もう一つ別の現象がみられる．患者は，その立場から医療従事者とは異なる集団であるだけでなく，すぐに別の防衛機制を用いる弱い立場にある人々でもある．作家のサミュエル・シェム氏（Samuel Shem：1944年～，米国の精神科医スティーブン・ジョセフ・バーグマン［Stephen Joseph Bergman］のペンネーム．医療の風刺小説を発表）は，『神の家（The House of God)』の中で「患者は病気のある人である」と述べている[8]．つまり，「世の中の仕組みで考えると，患者には病気があり，自分は健康である．もし誰かが死ぬのであれば，自分ではなく患者である可能性のほうが高い．したがって，これらの病んでいる人々と比較して，専門的知識においても，立場においても，優越性を感じることができる」というように考えて，自尊感情を強め自分を守る世界観をもつことが容易にできるのである．たとえ悪気がなくても，患者に対する否定的な考えがなくても，このことが無意識的に起こり得ることを念頭に置く必要がある．集団内に少数派の人々が存在することは，人々が自尊感情を強め，死の不安を和らげるのに効果的であるとソロモン先生たちは述べている[7]．ある人がその人らしくないことをした時に，このような世界観をもって長年医療に携わっていたことに私は気がついた．

病気の看護師

A Sick Nurse

　医師としての経験がまだ浅い腎臓内科医のスタッフだった時，私は病気と死の不安に対する自分の防衛機制を忘れられない方法で明らかにしてくれた看護師に出会った．腎移植のプログラムに取り組んでいた時にこの看護師と一緒に仕事をした．彼女は非常に楽しい人で親しくなった．親友というほどではなかったが，妻と私は仕事以外で彼女と一緒に過ごすことが何度かあった．その後，彼女と数年間会わなかったが，同僚から彼女が転移性乳がんに罹っていることを聞いた．

　強い恐怖感と拒絶感を覚えたが，そのことから目を背けるようにした．しかし，しばらくしてから病院で彼女に偶然会った時に，その感情が再び現れた．彼女とはほとんど話をすることができず，その時の会話は非常に短いものであった．彼女の病気のことには触れず，できるだけ速やかにその場を立ち去ったのである．自分自身にショックを覚え，恥ずかしく思った．なぜ彼女に思いやりや心遣いをもって接することができなかったのであろうか．

　その看護師は私の死の不安に対する防御を破壊したのである．彼女は医療において安全を保障することはできないということを明らかに示したのである．気分転換，否認，抑圧という，私の近接的防御は破綻したのである．ソロモン先生たちが提唱する，遠位的防御が次の強力な防御であった．しかし，それは対立する世界観ではなく，自分の脆弱性の患者への投影であった．これは，自分の世界観や自尊感情に脅威を与える人々に対するものではない．自分の脆弱性を引き受け，安心感を支えてくれる人々が必要なのである．自分が属する集団の人がこの脆弱性を分かち合うと，この遠位性防御も事実上破綻するのである．

反　応

Reaction

近接的防御または遠位的防御のいずれもが死の不安に対して自動的であり，選択

されているものではなく，多くの場合が無意識的になされる反応といえるであろう[3]．ソロモン先生たちが実施した複数の研究デザインが，まさにそのようになっているのである．全ての人間に共通する反応を明らかにするため，研究では被験者に真の目的を隠していることが重要なのである．つまり，被験者は死の不安が誘発されるようになっているが，死の不安に対する反応をみる研究であることは伝えられていないのである[3, 7]．実際，死の恐怖に向き合うように意図されると，被験者の死関連思考の影響は減少する[3]．

応　答
Response

　自分自身の死すべき運命に意図的に向き合うことを選択した場合はどのようになるであろうか．このことを明確に意識したのは，私が緩和ケアの仕事を始めた時である．死と向き合うことが緩和ケアチームの使命の一つであった．そこで今までとは全く異なることが起きたのである．自分自身に対して心を開き，そこにしっかりと存在すると，驚いたことに不安が和らぎ，心が落ち着いていくことに気づいたのである．そのように，仏教において死について瞑想することが，マインドフルネスへの王道だと考えられている理由であると私は信じている[9]．

　このような現象に気づいているのは仏教徒だけではない．ジェイムズ・ジョイス氏（p.33）は『死者（The Dead)』という素晴らしい短編小説の中で同様の変化を描写している[10]．主人公のガブリエル・コンロイは，自宅で祝いの会を開いてくれた伯母たちの今後のことを考えたことがきっかけとなって，死の不安が生まれた．一人の伯母は身体が弱く，死が迫っていることをコンロイは意識した．妻と共にホテルに戻った時，妻がよそよそしいことに気づいた．妻が亡くなった前の恋人のことを考えていたことがわかり，妻の経験していることに思いを巡らせた．最初は妻と亡くなった恋人に対する嫉妬心であったが，その後，思いやりと共感に変わり，最終的には意識が拡がり，気づきが深まって，生者と死者を含むアイルランド全体を覆って窓の外を降る雪を想像しながら小説は終わる．死を深く見つめると，深遠

で超越した世界を感じる瞬間となるのである．

調和のとれた態度と死の不安
Congruence and Death Anxiety

　死の不安に対する近接的防御の機制には，気分転換，否認，抑圧があり，遠位的防御の機制には，投影がある．これら４つの機制は，第５章のサティア先生（p.4）の４つの「コミュニケーションの態度」と一致する（p.49）．つまり，気分転換は「不適切な態度・散漫な態度」，否認は「超理性的な態度」，抑圧は「懇願の態度」，投影は「非難の態度」に相当する．そして，これらの態度は，「自己」「他者」「状況」の一つないしは複数の構成要素を消し去るのである[11]．死の不安に対する調和のとれた態度とは，どのようなものであろうか．それはまさに傷ついた癒し人のような態度であると思う[12]．私も，あなたも，傷つきやすい人間であり，かけがえのない価値のある人間である．そして，私たちは死すべき運命にあることを絶えず意識することである．ジョイス氏の『死者』のコンロイに起きたことは，まさにそうであったと思う．

氷山の比喩
The Iceberg Metaphor

　サティア先生の「氷山の比喩」は，直接意識（immediate consciousness）の下の階層を説明している[13]．**図 9.1** に示すように，私たちの「行動」の下には「コーピング」「感情についての感情」「感情」「知覚」「期待」，そして最も深いレベルに「切望」がある．コーピングの段階では，氷山の一つのレベルに留まり続ける．例えば，散漫な態度では，自分の氷山との関係を失う[14]．それでは調和のとれた態度とは，どこに相当するであろうか．

　調和のとれた態度は，氷山の全てのレベルに本質的に開かれている状態である．そして，深いレベルにある切望は，それより上のレベルにある全てのものの原動力

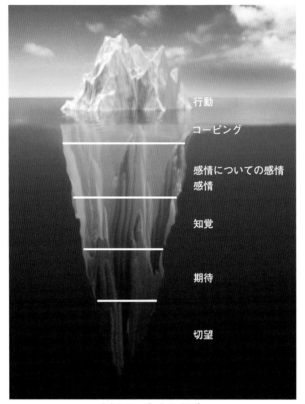

感情についての感情
感情

知覚

期待

切望

図 9.1　氷山の比喩

となることを理解することが重要である．どのようにしたらこの切望に触れること
ができるのであろうか．最も簡単な方法は，私たちの死すべき運命としっかりと向
き合うことであろう．これが本章の冒頭で述べた小児救急診療に従事している医師
たちに起きたことであると私は思っている．自分に残された時間がだんだん短く
なっていることを受け容れることにより，自分にとって本当に重要なことである，
深いレベルにある切望に触れることになった．これはその医師たちにとって初めて
の体験であったが，私たちの経験では，最も大切な人に愛情を表現したり，愛情を
感じたりしたいという願いはほとんどの人にとって重要なことである．医療現場で
もこのことは関係するであろう．

切望と期待

Longings and Expectations

　生きることにおいて不可欠な変化の一つに「切望」が「期待」に変わることがある．相手に自分を愛してくれるように切望すると，特別な形で愛情を表現してくれることを期待するようになる．死の不安に対する遠位的防御は，個人，文化，集団の関係性を破壊する危険性があるが，その中心は生きることの切望を確かな期待に変えることにあると私は考えている．お互いが癒しの関係になるには，期待の下にあり，皆を一つにする切望にたどり着く必要がある．これは緩和ケアで常に起きていることであり，医療現場でも日常的に起きる必要がある．医療での白い蛇の立場において，この期待が役立つであろう．同時に黒い蛇の立場において，この期待はいったん横において癒しに関わる必要がある (p.44)．死の不安が意識下で誘発されると，具体的な期待に駆り立てられる．しかし，死の不安としっかりと向き合うと，私たちを深く結びつける共通の切望に関わることになる．ここから癒しの過程が始まるのである．

残された時間と医療

Survival and Medical Practice

　第 4 章の表 4.1 (p.44) を再び確認していただきたい．左側の白い蛇では，患者の目標が「長生きすること」になっている．全く正常なことであり，患者が医療従事者のところに来る主たる理由である．これは医療における治療の側面である．医療における癒しの側面に移るには，その目標は成長に焦点を当てることによって補われる必要がある．その成長とは，癒しのためのゆとりを作るために，生きることに執着しないことによってもたらされるものである．第 4 章では述べていないが，このことは患者が自分の死の不安と向き合うことを意味する．

　医師やその他の医療従事者は，患者と同じように旅することが必要である．死の不安に対する遠位的防御として，他人として扱われる患者から距離を置きつつ，生

きることだけに焦点を当てたものから，同じ集団に所属する仲間として，傷つきやすい人間として，心を開きながら避けられない衰弱と死とに向き合うものへ移ることになる．その患者たちのように，医師も医療の二項対立の両側面を受け容れる必要がある．医療の実践と医師の研修において大きな転換が必要であろう．そうなれば，その恩恵は計り知れないものになるであろう．

文献

1) Pyszczynski T, Solomon S, Greenberg J. In the wake of 9/11：the psychology of terror. Washington, DC：American Psychological Association, 2003.

2) Solomon S, Lawlor K. Chapter 9, Death anxiety：the challenge and the promise of Whole Person Care. In：Hutchinson T, editor. Whole person care a new paradigm for the 21st century. New York：Springer, 2011. p.97–108.

3) Pyszczynski T, Solomon S, Greenberg J. Chapter 3, Terror management research：coping with conscious and unconscious death-related thoughts. In：In the wake of 9/11：the psychology of terror. Washington, DC：American Psychological Association, 2003. p.37–70.

4) Rosenblatt A, Greenberg J, Solomon S, Pyszczynski T, Lyon D. Evidence for terror management theory I：The effects of mortality salience on reactions to those who violate or uphold cultural values. J Pers Soc Psychol 1989；57：681–690.

5) Pyszczynski T, Solomon S, Greenberg J. Chapter 2, Terror management theory：an evolutionary existential account of human behaviour. In：In the wake of 9/11：the psychology of terror. Washington, DC：American Psychological Association, 2003. p.11–36.

6) Arndt J, Vess M, Cox C, Goldenberg J, Lagle S. The psychological effect of thoughts of personal mortality on cardiac risk assessment. Med Decis Making 2009；29(2)：175–181.

7) Pyszczynski T, Solomon S, Greenberg J. Chapter 4, Terror management research：prejudice and self-esteem striving. In：In the wake of 9/11：the psychology of terror. Washington, DC：American Psychological Association, 2003. p.71–92.

8) Shem S. The house of god. New York : Dell Publishing, 1988.

9) Wallace BA. The first point : the preliminaries. In : Quirolo L, editor. Buddhism with an attitude. The Tibetan Seven-Point Mind-Training. Ithaca : Snow Lion, 2001. p.13–63.

10) Joyce J. The dead. In : Dubliners. Toronto : Penguin Books（Canada）, 1957. p.173–220.

11) Satir V, Banmen J, Gerber J, Gomori M. Chapter 3, The survival stances. In : The Satir model. Family therapy and beyond. Palo Alto : Science and Behaviour Books, 1991. p.31–64.

12) Guggenbühl-Craig A. Chapter 13, The closing of the split through power. In : Power in the helping professions. 2nd ed. Putnam : Spring Publications, 2004. p.87–92.

13) Satir V, Banmen J, Gerber J, Gomori M. Chapter 7, The transformation process. In : The Satir model. Family therapy and beyond. Palo Alto : Science and Behaviour Books, 1991. p.147–174.

14) Banmen J. Personal communication.

第二部

Whole Person Care：意義

◆ 第10章

医学生のための
Whole Person Care

> 私たちが捕まえることができるように
> 風が1秒でも止まったなら
> もはやそれは風ではなくなる.
>
> アラン・ワッツ
> (Alan Watts：1915年～1973年．英国の哲学者．東
> 洋哲学を普及)

　さて，私たちがWhole Person Careを医学生に教えるにはどうすればよいであ
ろうか．私は3日前にマギル大学医学部の2年生全員を20名のグループに分けて，
「マインドフルネスに基づく医療実践 (Mindful Medical Practice)」の授業を終えたと
ころである[1]．その授業を終えた後，私は力と希望がみなぎってくるように感じた．
そして，それは一日中続いたのである．その授業を教え始めてから2年目であり，
20名のグループごとに教えるのは6回目であるが，毎回，同じような反応が生じ
る．先週の金曜日の授業のことを話したい．

　まず学生がすぐに心を開き，興味をもったことに驚いた．これまで数回の授業で
学生に教えた際の印象は，学生が様子見をしたり，医療とどのように関係するのか
と戸惑ったり，答えを見出そうとして確信がもてなかったりというものであった．
しかし，今回は異なっていた．すでに噂で広まっていたのであろう．学生は非常に
熱心で積極的に取り組んだ．

　毎回，授業の始めに「この授業の内容はどのようなものだと思いますか」と学生
に尋ね，私たちが教えたいと思っていることを学生に短時間取り上げてもらうよう
にしている．「マインドフルネスに関すること」「今この瞬間に存在すること」「気

94

づき」「忙しさの中で立ち止まること」「電子メディアなどの情報洪水への対処」「同僚，患者，仲間との深いレベルでの関わり方」「外界だけでなく内界への気づき」「患者に何かを提供できるようなセルフケアの学び」などと学生は答える．学生はこれらのことに気づいており，私たちがこれら全てを教えることができると思っている．幸いにも，私たちの知識，経験，取り組みなどを用いて，天から英知を授けるようなことをする必要はない．私たちにできることは，学生が自分自身のために必要なことを見出せるように支援することである．これはまさに癒しの過程と同じである．癒しを促す人は，患者を治したり，問題を解決したりするわけではない．患者がすでにもっている資源を用いて，高潔性（integrity）と一体性（wholeness）に向けて前進できるように支援することである．それは私たちが学生に対して行おうとしていることと全く同じである．

SEES

SEES

　学生の「内なる発見（inner discovery）」の過程を促すのに有用な頭字語を見出した．それは「SEES」である[2]．

　頭文字の1番目のSはSurprise「驚き」である．私たちは，授業で何か驚くこと，つまり「コンフォートゾーン（comfort zone：快適な空間．ストレスや不安がなく，落ち着いた精神状態でいられる場所を指す）」から少し出ることから始める．それは非常に穏やかではあるが，アドレナリンを少し上昇させるのに十分である必要がある．「マインドフルネスに基づく医療実践」の授業では，一人ひとりの学生に自分の名前の意味を話してもらう．通常は「自分の名前は王女を意味します」など，非常に表面的な説明から始まる．しかし，最後の数名の学生から，家族や文化の意味，亡くなった親族との関係などを聞くことになる．学生全員の話が終わってから次の段階に行く．

　2番目のEはEngagement「積極的な参加」である．積極的な参加とは，学生が教官よりも熱心に取り組むことである．最初の授業では，学生に「『変化の見落と

し（change blindness）』の動画の視聴」「変化の見落としの経験の記載」「教室にある
赤色のもの全ての列挙」などの演習を行う．毎回，学生には体験したことを振り
返ってもらい，学習の要点を明確にするようにしている．例えば，赤色のものに気
づく演習では，「あること（赤色）に注意を向けるとその体験が増え，教室のあるこ
と（赤色）が多くなる」「赤色に注意を向けるとそれ以外のこと（青色のもの，同級生が
教室から出て行ったこと）を見落とす」「教室の全ての赤色のものに気づくことのでき
る人はいない」「自分が見落としたものを仲間やほかの人が気づいてくれる」「チー
ムが重要である」「チームとして人の話を聴くことが重要である」などの意見が聞
かれる．

　3番目のEはEmotional involvement「感情移入」である．これはおそらく学生
が最も恐れていることであり，様々な工夫により実現可能である．「マインドフル
ネスに基づく医療実践」の授業は，小グループによって行われている．「感情移入」
の過程では，二人一組になって分かち合ってから，全体の話し合いに移る．感情的
な変化は，クラス全体で分かち合うより同級生の一人と分かち合うほうが容易であ
ろう．また，私たちはこの過程を促進するために基本原則を決めて，この授業にお
いて分かち合われたことに関する二重の守秘義務に合意することを全ての学生にお
願いしている．1つ目は，授業で分かち合われたことは授業外では誰とも話さない
ことである．2つ目は，どうなったかを話してくれた人と話し合わないことである．
学生はこの二重の守秘義務を進んで守り，授業で重要となる安全な空間を創り，授
業がより心を開いたものとなるようにしている．

　4番目のSはStory「物語」である．これは，「驚き」「積極的な参加」「感情移
入」の学びの全ての段階で用いられる．物語は学生が話すこともあれば，教官が話
すこともある．この授業の始めの時期では，お互いが知り合う過程であるため，物
語は感情的に深いものにはならない傾向がある．しかし，物語を教官が心を込めて
深く聴くことが重要であり，授業が進むにつれて，より多くの深い物語が話される
ようになる．そして，最初の授業の終わりに「傾聴と非傾聴」の演習を行う．

　その演習は，学生を二人一組に分けて，一人がワクワクすることやドキドキした
ことを語り，もう一人は視線を合わせず，携帯電話に注意を向けながらパートナー

の話を聞くというものである．その結果として，携帯電話の存在によって傾聴され
ていないと感じることがどのようなものであるかを経験し，人生の様々な人間関係
の中で傾聴されることと傾聴されないことをそれぞれ実感することになるであろう．

内　省
Reflection

　「マインドフルネスに基づく医療実践」の授業の残りのことや，医学部 4 年間の
教育で焦点を当てていることの詳細は後に述べる．ここでは「私たちの教育の本質
は何か」という問いに答えたい．その答えは「内省」である．私たちのオフィスの
ガラスのテーブルの上にロダン（Auguste Rodin：1840 年〜 1917 年，フランスの彫刻家．近
代彫刻の父と称される）の『考える人』の模型が置かれている．『考える人』という名
称は，ブロンズ像を鋳造した職人がその姿に対して付けたものである．ロダン自身
は，ダンテの神曲の地獄篇の中で視線を落として地獄を見ているウェルギリウス
（Publius Vergilius Maro：紀元前 70 年〜紀元前 19 年，古代ローマの詩人）を表現し，元来こ
の像を詩人と呼んでいた．考える人から詩人まで幅広く解釈できるほうがよいと私
は考えている．なぜなら，学生に教えている内省も同様に幅広く，4 つの側面があ
るからである [3]．

内省的思考
Reflective Thinking

　内省の第 1 のレベルは思考に関するものである．これは「内省している」と表現
する時にほとんどの人が意味していることである．私たちは絶えず何かについて考
えたり，考え直したりすることを続けている．授業では学生に絶えずこの過程に取
り組ませるよう心がけている．「授業はマインドフルネスに関するものです」と学
生が言うと，「マインドフルネスとはどういう意味ですか」と私たちは尋ねる．そ
れから学生の言ったことを取り上げながら，マインドフルネスの定義へと展開させ

るのである．そして私たちは，「そのとおりです．マインドフルネスとは，今この
瞬間に特定の方法により存在することです」と答えるかもしれない．さらに時間を
かけながら，学生や教官が「マインドフルネスとは，評価も判断もしない」という
ようなことなどを追加するであろう．これは，循環器内科で心音の時期を明らかに
したり，腎臓内科で糸球体濾過率を計算したりするように，論理的思考と全く同じ
ものである．各領域でこのような過程を習得すれば，心音の機序，糸球体濾過率，
そしてマインドフルネスを理解したといえるであろう．これらのことは試験で問わ
れる理解である．

内省的行動

Reflective Doing

　ドナルド・ショーン先生（Donald Schön：1930 年〜 1997 年，米国の哲学者．内省的実践の
概念を提唱）は，「金融学でも，医学でも，専門的な実践には，問題に対しての論理
的思考による解決以上のものがある」と指摘している[4]．ショーン先生はよい例を
挙げている．ある銀行家が，論理的には正しい取引だったが，署名の時になって不
安を感じたというものである．相手が非常に急いで契約書に署名したことが銀行家
を不安にさせた．そして，銀行家の不安は的中したのである．全ての専門家は非常
に複雑な状況下で働いている．したがって，取り組むべき課題，優先順位，方法，
欠けているものを判断する際に，状況に応じて直感を働かせることが極めて重要で
ある．

　一人の患者を私は思い出す．その患者が卵巣がんの手術後に「この病気から助か
りますか」と主治医に尋ねたところ，主治医は「2 年経ってからまた聞いてくださ
い」と答えた．これは機会を逃した極端な例である．患者の質問に対して医師は正
直かつ論理的に妥当な答えをしている．確かに数年間患者の経過をみなければわか
らないであろう．しかし，患者は支援，安心，そしておそらく思いやりや寄り添っ
てもらうことを求めていたのであろう．患者は身を案じており，誰かに自分の不安
を知ってほしかったのである．患者は医師の答えに非常に落胆し，そのことは 10

年経っても忘れられない出来事になったという.

　学生が自分の内面の過程と知覚に誤りが生じることを避けられないということに気づき始めた時に，内省の第2のレベルである「内省的行動」を教える．全てを知ることは不可能であるが，自分の限界を知り，自分自身と環境（同僚や患者）の中に存在することは重要な鍵となる．そうすることにより，さらによい仕事をすることが可能になる．究極的には，論理的思考だけでは見落とす可能性があるが，直感に従う能力は，医療現場において想像的な役割を果たすであろう．そして，それを効果的に実践するには，内省の第3のレベルが必要である.

内省的存在

Reflective Being

　単に論理的思考と直感を働かせるだけが課題ではない．目の前の問題に対して，論理的思考と直感を最大限に活かしながら，そこにしっかりと存在する必要がある．『存在（Presence）』という優れた本の中で，著者たちは「ほとんどの人は，問題から用意した解決に速やかに移る」と指摘している[5]．そうではなく，問題と解決の間に隔たりがある場合，自分自身がそこにしっかりと存在するために，速度を落とし，落ち着いて，ゆとりをもって臨む必要がある．これがマインドフルネスの過程である[6]．このことを瞑想の実践として公式的に，また同僚や患者の話を聞く時の存在の仕方として非公式的に学生に教えている．また，学生がマインドフルネスとは正反対のことを経験できるようにしている．例えば，携帯電話で作業をしながら人の話を聞く演習などのように，それは日常生活では非常によくあることである．専門家としての効果的な思考と行動は，「今この瞬間にしっかりと存在すること」という非常に単純な技術によって決まることは明らかである．これは患者にとってよりよい医師であり，医療において疲弊せずに生き生きと仕事に取り組むための秘訣であることを学生はすぐに理解するであろう.

再帰性

Reflexivity

　内省の第4のレベルは「再帰性」である．学生は，「なぜ先輩たちは教官たちが
教えていることを実践したり，勧めたりしないのか」「なぜ医療制度の目的はケア
よりも効率性を優先するのか」などの問題について尋ねることが多い．このような
質問に対する応答の仕方は2つある．1つ目は問題を認めることである．「少なく
とも現時点では，そのような問題が医療制度にあり，その中で働かなければならな
いのである」と応答する仕方である．どのような医療制度においても効果的に働け
るような考え方，行動の仕方，あり方を教えることである．2つ目はそれらの問題
を今後の医療の課題とし，「皆さんの発言力が大きくなって，医療制度が改善され
ることを期待している」と応答する仕方である．それを効果的に実行するには，再
帰性がより必要となる．医療制度における再帰性とは，評価・判断せずにあるがま
まに気づき（nonjudgmental awareness），自己表現し，現状に抗する勇気を持ち，改
善に取り組む能力である．学生はその可能性におじけづいたり，ワクワクしたりす
る．小説家のサミュエル・シェム氏（p.84）が指摘しているように，単に医療制度
の中で働くだけでなく，医療制度の中から変えていくことが，医療の専門家として
最も重要な特性と任務の一つであろう[7]．

Whole Person Care のカリキュラム

Whole Person Care Curriculum

　マギル大学医学部の全4年間のカリキュラムにおいて，Whole Person Care の教
育を段階的に行っている．具体的には，クラス全体を対象とした授業，クラスを半
数に分けた授業，小グループによる集中体験型授業，パネル討論会，エッセイの朗
読会，シミュレーション教育などである．クラス全体であれ，小グループであれ，
形式が何であれ，Whole Person Care の教育はコア・カリキュラムに位置付けられ
ている．

◆ 1 年次教育：インスピレーション

　Whole Person Care の教育は，全学生対象の対話型の授業 5 回，学生を半数に分けた授業 1 回を行っている．これらの授業において，学生の利他的な心を育み，活かすことができるように心がけている．学生はこのことを時に忘れることもあるが，授業では常に意識し，それに取り組めるようにしている．

　第 1 回目の授業では，「医師特性論 (Physicianship)」から開始する [8]．これは医療の究極的な目標である「癒し」と，社会における医療の組織化・構造化である「プロフェッショナリズム」を組み合わせたものである．Whole Person Care の観点では，私たちの最近の臨床経験における力強く感動的な物語を通して癒しを学べるようにしている．ここでは，学生が心の中で癒しを医療の中心に据えることと，臨床においてそれが可能であることを示すことが主たる目的である．初回以降の授業では，次のことを行っている．

　医療における「癒しの関係性 (healing relationship)」の授業では，治療と癒しの相違点や，患者と医師の特性，態度，能力の差異を明確にすることを学ぶ [9]．ここで覚えてほしいことは，治療と癒しの両方が必要であり，それこそが Whole Person Care であるということである．

　医療における「苦悩と意味 (suffering and meaning)」の授業では，フランクル先生 (p.36) の『選択はあなた次第である (The Choice is Yours)』の DVD を見てもらい，授業で討論する [10]．ここでの主要な点は，癒しの過程において意味の重要性を強調し，学生にフランクル先生の人生を通してそれを学んでもらうことである．

　循環器内科における「癒し」の授業では，患者本人あるいはビデオを通して患者が経験していることを学ぶ．学生は，患者を単に疾病のある人間ではなく，「全人 (whole person)」としての存在としてみることである．これらのことから，学生は謙虚になり，弱くて傷つきやすい人間と関わる将来の仕事がいかに重要であるかを明確に認識するようになる．

　腎臓内科における「癒し」の授業では，血液透析のように，複雑な医学的治療を受けている患者はどのような状況かを学生に経験してもらう．一部の学生が透析食

（水分やカリウムを制限した食事）を24時間経験し，授業で報告したり，全学生が血液透析用のカテーテルが片手に入っているかのようにテープを貼り，透析中の看護師の様子のビデオを視聴したりする演習を行う．その後，透析センターのスタッフや患者と話し合う機会をもつ．ここでの目的は，患者になるとはどのような経験であるか，できる限りそれに近い状況を経験することである．

　1年次の最後の授業は，休暇直前に行われる．この授業では，学生を半分に分け，10名のグループに分かれてテーブルについてもらう．そして，今年度の課題と次年度の展望についての主要な点を紙に書いて壁に貼る．授業の途中の休憩時間に全グループのリストを読む．休憩後，各グループから一人の学生が，自分たちのリストを発表する．そのリストは，ほかのグループのリストを見ることによって，変更することがあるかもしれない．そして，発表された事柄について全体で話し合う．この授業での目的は，発表された課題や問題点に対して役立った，あるいはこれから役立つであろう方法について確認することである．医師として仕事上の課題に対して，今この瞬間に評価・判断せずに，あるがままの気づきである，マインドフルネスの考え方がいかに有用であるかを教えるのはこの時点である．2年次教育において，病院実習前の7週間で「マインドフルネスに基づく医療実践」の方法を学ぶことを伝えている．この授業には2つの役割がある．それは過去と将来において課題や困難があることを伝えることと，それらを解決するのに役立つ方法が授業で学べると期待させることである．

◆ 2年次教育：準備

　病院実習前の6カ月間，学生は20名のグループに分かれて7週間の「マインドフルネスに基づく医療実践」の授業を受ける[1]．毎週金曜日午前の2時間の授業は，主題，主要概念，学習の到達目標が定められた，対話型かつ体験型の授業である．気づきの誘導瞑想，グループディスカッション，二人一組の話し合い，演習，ビデオの視聴（短時間），ロールプレイ，ナラティブ演習などを組み合わせて行っている．全てはWhole Person Careの実践の中心となる存在の仕方（core way of being），

つまりマインドフルネスに基づく臨床的な調和に焦点を当てている．各授業の題名は，①注意と気づき（Attention and Awareness），②調和のとれたコミュニケーション（Congruent Communication），③気づきと意思決定（Awareness and Decision Making），④臨床的な調和（Clinical Congruence），⑤レジリエンスの形成（Building Resilience），⑥苦悩と共にあること（Being with Suffering），⑦マインドフルネスに基づく調和のとれた病院実習とその後（Mindful Congruent Practice in Clerkship and Beyond）となっている．学生の評価は，出席状況，積極的な参加，多肢選択試験，自分の経験を 1,250 語でまとめたレポートによって行っている．

　この授業で教えることは本当に楽しいとわかった．クラス全体による集中体験型授業は，当初の予想に反して，抵抗感を示す学生は最小限に留まり，授業が 2，3 回と進むにつれてそれもなくなっていく．私たちが教えていることが，医師としての能力や自分たちの健康に関連し，重要であることを理解するようになる．これから始まる病院実習の学生の不安や，将来の困難に役立つものは何でも学びたいと思う学生の意欲によって助けられている面もあるであろう．

　もちろんこの授業を担当する教官は事前に研修を受けることになっている．この授業を担当する教官全員はマギル大学外でのマインドフルネス研修を受講し，定期的にマインドフルネス瞑想を実践することを要件としている．授業前に教官はスタッフと共にリハーサルを行い，授業の演習などをどのように進行させるかを確認している．各授業は，5 〜 10 分間隔で何を行うかの詳細な計画を立てている．新しい教官が単独でこの授業を行うには，研修の受講と定期的なマインドフルネス瞑想の実践のほかに，全 7 回の授業を 2 回，合計 14 回の授業に参加してから，指導教官の指導の下で教え始めることになっている．このように時間をかけ，要求水準も高くしているが，この授業が学生に与える価値と影響は計り知れないものがあり，やりがいがあると考えている．この授業の成果は，教官に対して集中的な指導をすることによって可能になると私たちは信じている．現在，この詳細な指導マニュアルを別の形で出版することを計画している．

◆ 3年次教育：適用

　3年次教育の中心はシミュレーション教育である．ここで学生は患者や他の医療従事者と困難な状況に向き合うことになる[1]．意表を突かれ，驚いたり，狼狽したりするような，臨床現場で遭遇する状況を再現している．

　はじめに，学生が5分間の短いロールプレイ（role play：現実に起こる場面を想定して複数の人がそれぞれの役を演じ，疑似体験を通してある事柄が実際に起こったときに適切に対応できるようにする学習方法）を行う．学生は落ち着きを取り戻すのに成功する場合もあれば失敗する場合もある．教官はほかの二人の学生と一緒にデブリーフィング（debriefing：シミュレーション後，ファシリテータにより導かれるもの．フィードバックを提供し，振り返りと議論を通して参加者に自律的な思考と行動変容を促す）を行う．全学生がロールプレイとデブリーフィングを終えてから，クラス全員で集まり，各グループで何が起きたか，何を学んだかを振り返る．

　この授業は，30名の学生がグループに分かれて行う．開始から終了まで4時間かける．この授業の過程には5段階がある．

　第1段階では，何を行い，何を学ぶかを教官が学生に簡単に説明する（30分間）．

　第2段階では，教官と学生の全員が集まり，この授業で学ぶことの背景を伝え，やり方とルールを説明する（30分間）．

　第3段階では，学生三人と教官一人がグループになり，3つのロールプレイを小部屋で行う．各ロールプレイには，模擬患者や模擬医療従事者が参加する．一人の学生は3つのロールプレイを行い，デブリーフィングをする（90分間）．

　第4段階では，全員が教室に戻り，ロールプレイで何が起きたか，それに対して学生はどのように反応したかを振り返り，全員でデブリーフィングを行う．これは対話型の授業である．全員の前で学生が特定の場面での反応を再検討し，学んだこと，これから変えること，うまくいったことなどを自分自身やほかの学生のために分かち合う．これは，教官にとって臨床の知識，経験，英知から意見を述べる機会となる（60分間）．

　第5段階では，学生が帰った後で教官たちがデブリーフィングを行う．授業を振

り返り，うまくいったことや改善すべきことを話し合う．また，傷つきやすく，フォローアップが必要な学生について分かち合う機会ともなる（30 分間）．

　この授業で私たちは何を教えるのであろうか．授業の目的は，2 年次の「マインドフルネスに基づく医療実践」で学んだ，マインドフルネスに基づく「臨床的な調和」を安全な環境において活用する機会を学生に与えることである．この意図はいろいろな機会で伝えている．上述の第 4 段階の全員のデブリーフィングにおいて，特にサティア先生 (p.4) の「コミュニケーションの態度」(p.49) を復習し，マインドフルネスの意味と重要性について再度検討する．学生が前年度の教材をよく覚えており，文脈におけるその重要性を理解していることに驚かされることが多い．この授業が学生の自信，技能，態度に与える影響を評価するために，授業の前後に質問紙調査を行っている[1]．

　また，3 年次には，全員が病院実習から教室に戻る，全 2 日間の召還日（recall days）を設けている．召還日の 1 日目には，2 つのパネルディスカッションを行う．1 つは患者たちとのもの，もう 1 つは医師たちとのものである．パネルディスカッションでは，自分自身の経験に関する一連の質問に対して答える形になっている．パネリストたちは，「どのようにして患者，あるいは医師になったのか」「最高の経験は何か」「最悪の経験は何か」「学生が知っておくべきことは何か」などの質問に答える．その後，学生がパネリストたちに質問する．これは学生にとって厳しい病院実習からいったん離れ，自分自身を振り返るよい機会になる．学生が経験豊かな患者や医師から直接話を聞きながら，自分の視点を広げるような振り返りとなることを私たちは特に期待している．また，私たちは，多忙な病院実習において気がそれてしまいやすい，癒しの重要性を強調している．

　召還日の 2 日目には，学生に病院実習の日々を振り返り，個人的に経験した癒しに関するテーマでエッセイを書いてもらい，それをもとに話し合う．教官は事前にエッセイを読んでコメントをする．授業では，4 つのエッセイが選ばれて皆の前で読まれ，倫理，癒し，プロフェッショナリズム（professionalism），医師特性論の四人の専門家がパネリストとなってパネルディスカッションを行う．選ばれたエッセイは素晴らしく，いろいろなことを考えさせられるものである．パネルディスカッ

ションでは，エッセイのテーマが明らかにされ，学生は癒しについての討論に活発に参加している．医療における癒しが学生にとって必要不可欠であることに私たちはさらに気づかされる．学生が病院実習を振り返る召還日によって，この視点はより強化され豊かなものになる．

◆ 4年次教育：移行

4年次教育はWhole Person Careのカリキュラムにおいて未だ開発中である．現在，90分間の授業を1回行っている．その授業では，医療における癒しの場と専門職として次の段階に進む時にこれがどのように関連するかを検討している．将来，4年次に召還日を設けて，学生を小グループに分け，2年次教育の「マインドフルネスに基づく医療実践」で学んだものを体験学習として上級コースに参加できるような機会としたいと考えている．2年次（病院実習への移行）と同様に，4年次も移行の時点となる．つまり，専門職への移行であり，新たに挑戦する不安のある時である．患者に対してよりよいケアを，また自分に対してセルフケアを行うことができるように，内的資源を育む助けになる学びに学生が特に心を開いていくことを願っている．

癒し人としてのアイデンティティ

Identity as a Healer

ここまで述べてきたことから，私たちは単に標準的な知識，技術，態度をもつ医師を育てようとしているのではないことが明らかであろう．それは本章の冒頭にあるアラン・ワッツ氏の言葉のように，風を止めようとするようなものである．当然のことながら，診断と治療の専門家としてそのような知識や技術を身につける必要はあるが，それ以上の医師になってほしいと私たちは強く願っている．それは癒しを促進する全人として自己と役割を発展させる医師でもある．そのような医師にはすぐになれるわけではない．そのような深い変化は，医学教育の全過程を通した体

験学習によってのみ起こり得ると私たちは信じている²⁾. これはほぼ直線的な現象ではなく，安定と統合を繰り返しながら移行したり成長したりする過程である. これは正式なカリキュラムと同様に，「隠れたカリキュラム」として重要である¹¹⁾. 私たちは，学生が癒し人として新たなアイデンティティを発展させることができることを目指している. 第 11 章では，このアイデンティティをさらに深く検討する.

文献

1) Wald HS, Anthony D, Hutchinson TA, Liben S, et al. Professional identity formation for humanistic, resilient health care practitioners : pedagogic strategies for bridging theory to practice in medical education. Acad Med 2015 ; 90(6) : 753-760.

2) Hutchinson TA, Smilovitch M. Chapter 7. Experiential learning and reflection to support professionalism and professional identity formation. In : Cruess RL, Cruess SR, Steinert Y, editors. Teaching medical professionalism. Supporting the development of a professional identity. 2nd ed. New York : Cambridge University Press, 2016. p.97-112.

3) Kinsella EA. Practitioner reflection and judgement as phronesis : a continuum of reflection and considerations for phronetic judgement. In : Kinsella EA, Pitman A, editors. Phronesis as professional knowledge : practical wisdom in the professions. Rotterdam : Sense Publishing, 2012. p.35-52.

4) Schön DA. The reflective practitioner : how professionals think in action. New York : Basic Books, 1983.

5) Senge P, Scharmer CO, Jaworski J, Flowers BS. Presence : an exploration of profound change in people, organizations, and society. New York : Doubleday, 2005.

6) Kabat-Zinn J. Introduction ; stress, pain, and illness : facing the wisdom of your body and mind to face stress, pain, and illness. In : Full catastrophe living : using the wisdom of your body and mind to face stress, pain and illness. New York : Delta, 1990. p.1-14.

7) Shem S, Bergman S. Resistance and healing. In : Kohn M, Donley C, editors. Return to the House of God. Medical resident education 1978-2008. Kent : The

　　Kent State University Press, 2008. p.221–236.

8 ）Fuks A, Brawer J, Boudreau JD. The foundation of physicianship. Perspect Biol
　　Med 2012：55(1)：114–126.

9 ）Hutchinson TA. Chapter 18, Whole Person Care：Conclusions. In：Hutchinson
　　TA, editor. Whole person care. A new paradigm for the 21st century. New
　　York：Springer Science+Business Media, LLC, 2011. p.209–218.

10）Drazen RY. The choice is yours〔DVD〕. Drazen Publications, 2001. Distributed
　　by the American Board of Internal Medicine Foundation.

11）Hafferty FW. Beyond curriculum reform：confronting medicine's hidden curricu-
　　lum. Acad Med 1998：73(4)：403–407.

◆ 第11章

医師としての
アイデンティティの形成

私は泥棒のように感じた.
なぜなら，言葉を聞き，人々や場所を見て，
それを書き物に利用してきたからだ.
しかし，何かより深いものを感じた.
それに出合うエネルギーであった.
自分の防御を解除すると，
それが自分自身に降りてくるのであった.

ウィリアム・カーロス・ウィリアムズ
(William Carlos Williams：1883年〜1963年，米国の
詩人，医師)

　私の情熱的で明確なアイデンティティは，アイルランド人であることである．このことは，本章のテーマであるアイデンティティの形成の過程について，何を示しているであろうか．「アイルランド人としてのアイデンティティは，どこから来ているのであろうか」「なぜこれほどまでに深くそれを感じているのか」「アイルランド人であることを意識する要因は何なのか」などの疑問が湧いてくる．

　それは学校の歴史の授業から始まった．そのパターンは非常にありふれたものであった．「アイルランド人はもともと善良であるが，外国人，特にイギリス人に侵略されたのである．アイルランド人は勇敢で優秀であり，戦いに勝利を収めてきた．しかし，最終的には敗北してしまった．有利に戦いながらも，夕暮れの太陽のためにアイルランド軍は発砲することができなかった」という過去を今でも忘れられない．アイルランド人の勝利を切望したが，負けたのである．運があれば，物事は変わったであろう．遥か昔の戦いを思い出すだけで私の心は痛むのである．

　私は一体何をここで話しているのであろうか．アイルランド人であることが特に関係するわけではない．国家や民族の起源が何であれ，アイデンティティの形成の過程において，人間のさらに深いところに触れる必要があるからである．それは切望の力である．だからこそ，サティア先生（p.4）の「氷山の比喩」においてその底の部分を「切望」（p.87）と表現したのである[1]．医学生や研修医に医師らしく行動するだけでなく，「自分が何者であるか」「何をしようとしているか」を確信してほしいのであれば，切望を引き出す必要がある．

　何よりもまず，どのようにしてこの力の源を引き出すかが問題となる．私は2つの解答があると思う．それは伝承と自分史である．アイルランドの歴史を学んだ時に私が経験したのは伝承の力であった．私が学んだ歴史に事実がなかったということではなく，圧倒的な武力のある敵に対して勇敢に戦った英雄としてのアイルランド人という枠組みが伝承であるというのが的確であろう．それは，キャンベル氏（p.29）が『千の顔をもつ英雄』の著書の中で，「歴史は文化を超えて普遍的に活力を与えるものである」と述べている[2]．アイルランドの英雄は勇敢に戦ったが，戦いに負けた過去からの学びや教訓は何であろう．たとえどれだけ現実生活で成功したとしても，戦いに負けたことは心の深いところに満たされない切望を残すのである．医学生に理解してほしいのは，この満たされない切望である．

　自分史においては，満たされない個人的な切望が医師になるように導くということを見出すことである．私の場合は母であった．私が覚えている限り，母はずっと病気であった．血圧が非常に高く，それが致命的になると母も私も考えていた．母は治療のために何度も入院を繰り返し，毎日内服していた薬のために起立性低血圧などの重篤な副作用がみられた．9歳か10歳の頃，私は医師になることを決意したことと，母がそれを見届けることなく亡くなることがどんなに悲しいかと考えたことをはっきり覚えている．部屋に行くと母が死んでいるのを発見するのではないかと想像したりもしたが，実際はそうならなかった．

　母の予後に対して私は悲観しすぎていたことが明らかになった．母は私が医師の資格を取り，医師として働く姿を見ることができたのである．米国イェール大学で臨床研究者をしていた時に，私たちが住んでいたニューヘブンまで母が訪ねて来た

ことがあった．その時，母は慢性気管支炎の急性増悪により重篤な状態になった．母の喘息症状の治療のために私は高用量のコルチコステロイドを投与したところ，幸い父の介助を受けながら無事に自宅に戻れるまでに回復した．このようなことは，学生や研修医には勧められない（家族を担当することは責任が大きすぎるからである）．しかし，医療においてこれほどうれしいことを経験したことはそれまでなかった．もちろん，最初に医療の世界に私を導いてくれた母を助けることを強く願っていたからであった．

医療における伝承
Medical Mythology

　科学的根拠に基づいた医療が支配的である世界において，感動的な物語や私たちを動機づける深い切望や伝承が入り込む余地がある．カーニー先生（p.4）たちはギリシア神話を活用しながら，私たちの世界とは全く異なる物語を展開している[3]．私が好むのは医療において私たちや日々の経験により直接的に語りかけてくれる伝承である．そして，それはガイドラインやベストプラクティス（best practice：ある結果を得るのに最も効率のよい技法，手法，活動）ではなく，私たちの切望に語りかける真実を伴う物語なのである．

　私が医学部で最初に聞いた伝承は，崇敬されている診断の専門家に関するものであった．「あなたの専門性の基礎は何ですか」と尋ねられた時，その医師は「患者のベッドサイドに一度座ったら，診断するまで立ち上がらないことである」と言ったそうである．私はこの話が好きである．この医師が何日も患者のベッドサイドに座り続け，看護師や修道女が食事を持って来て「先生，ほかに必要なものはありませんか」と言うと，「原因を突き止めるまで，ここに居続けるつもりだ」と返事する様子を私は思い描くのである．もちろん，文字どおりに受け取るわけにはいかないであろう．「ほかの患者の診察はどうするのか」「効率はどうか」などの疑問が湧く．それでも，この物語には真実の要素があり，私の心の琴線に触れるのである．正解があろうとなかろうと，私たちは次から次へと動き回り，表面的な関わりに留

まっている．何か真実なもの，価値のあるもの，予想しないものが現れるまで，立ち止まって，患者のそばに留まり続けてみたらどうなるだろうか．そうすることは，医療従事者や患者にとって喜ばしいこと，やりがいのあることになるであろう．それは医師としてのアイデンティティの重要な部分となるであろう．

　私はこのような診断の専門家に会ったことはないし，おそらく実在しないであろう．自分自身の可能性を最大限引き出す英雄が必要である．伝承は誇張され，英雄は遠くにいるか，すでに亡くなっており，直接会うことによって英雄に対する崇拝が損なわれるということはないのである．エイブラハム・リンカーン（Abraham Lincoln：1809 年～ 1865 年，第 16 代米国大統領）が亡くなった時に「歴史上の人物になった」と言われた[4]．医療においても歴史上の人物が必要である．

　そのような英雄を集めるのは難しくないと思う．そのようなリストに名を連ねる人を思いつくままに挙げると，オスラー先生（p.63），メイヨー兄弟（Mayo brothers：1846 年に米国に移住した英国移民の医師ウィリアム・メイヨー［William Mayo］の長男と次男．3人による辺境での医療活動がメイヨー・クリニック［Mayo Clinic］の創設となった．メイヨー・クリニックは全米で最も優れた総合病院の一つになっている），ウィレム・コルフ先生（Willem Kolff：1911 年～ 2009 年，オランダの医師．血液透析の開発者），ソンダース先生（p.22），フランクル先生（p.36），オリバー・サックス先生（Oliver Sacks：1933 年～ 2015 年，英国の神経学者．『レナードの朝』などの医学啓発書を執筆）などがそうである．『神の家（The House of God：病院を舞台としたサミュエル・シェム氏の風刺小説）』[5]に登場する「太った男（小説の中で研修医を指導する上級医の愛称）」も入れるべきであろう．ここに挙げた医師は，医療の真髄に触れ，魂が揺さぶられるような逸話の持ち主である．医学生は医師としての門出までに，そのような物語を聞く必要がある．日々の仕事で身動きがとれなくなったり，医療において窮地に陥ったり，新しい課題に直面したりする時，「オスラー先生やソンダース先生だったら，どうするであろうか」と自問して苦境を克服する方法を見出す必要がある．医師としてのアイデンティティは毎日の経験から形成されていくものであるが，特に逆境に直面した時に試されるものである．医学生や研修医が試練の時に広い視点に立ち，医師としての価値観に誠実に生きることができるための何かが必要である．困難であればあるほど，自分のビジョンに

忠実であり続けられるように，切望と気力を引き出すために私たちは伝承が必要なのである．

個人的切望

Personal Longings

　医学生がよい医師になるために，教官はどのようにして彼らの個人的な切望を引き出したらよいであろうか．医学部で実践するのは容易ではないが，医学生が自分自身と，そしておそらくメンター（mentor：優れた指導者）とも深い関係性を築くことが必要であろう．現在，マギル大学医学部では，医学生 6 名と教官 1 名から構成されるグループによる 4 年間のメンター制度のプログラムを導入している [6]．年間 4 〜 8 回の会合をもち，専門職としての能力開発に関係する問題について話し合っている．この人数のグループで医学生が切望を分かち合うことができるか私にはわからない．深い信頼関係を築くのは難しいかもしれない．

　しかし，医学生は切望の詳細を明らかにして話し合うことは一概に必要ではない．必要なことは，個人的な切望を医学部で分かち合うことができる場所を提供することである．これは患者に癒しを促すことと少し似ている．何が癒しを促す力となるかを正確には知らなくてもよいからである．それはいつも神秘的なことであろう．神秘的なことが起こり得る場所を準備することで，燃え尽き症候群から生き生きとした満足のいく臨床に変わる可能性がある．

　個人的な切望に触れる一般的な方法はあるだろうか．多くの宗教では，重要な祝祭や儀式の前に断食したり，あるものを断ったりする．北米先住民族は「ビジョン・クエスト（vision quest：部族から離れ，一人旅をする成人の儀式．自分自身を見つめ，人生の真の意味や目的を見つけて部族の元に還る）」を行い，人生の重要な節目に断食を行い，人との接触を断つ時間をもっている [7]．このような強烈な体験をさせる目的は，人生に意味を与える深い切望に触れる方法として，食物，水，他者を渇望する状況に置くことにあると思う．これは人間の成長と成熟のための昔の技法であるが，医学部でもこのようなことを再考する必要があると考える．医学教育や医療現場にお

いて確かに困難と不足を実感している．医学部での卒業式などの重要な節目にこのようなことを行えないだろうか．このような体験を活かせないであろうか．

期　待

　医学生や医師になった時の多くの期待をもちながら，どのようにしたら大志を抱き続け，成長することができるであろうか．これまでは知識の習得，技術の獲得，態度・価値の養成が期待されていたが，今は医学生や医師としてのアイデンティティの形成がより重視されている．このことは患者だけでなく，職場での重要な人間関係である，他の医師，医療従事者，上司，医療機関，社会，政府からも期待されている．どのようにすれば一個人が，このような人々を幸せにしたり，少なくとも満足してもらったりすることができるだろうか．職務遵守を評価し，特定の規範に反する者に懲戒処分や処罰することが増えてきている．マギル大学医学部では，専門職としてのアイデンティティの形成やあり方が規範を満たしているかどうかを評価する方法について考え始めている[8]．

　医学教育には，よりよい方法があるはずである．機械の開発を例として，壮大な期待と職務遵守の評価を踏まえた方法を考えてみよう[9]．様々な問題や不測の事態に対して，予測可能かつ満足のいく方法で対処する機械を開発しようとする．誰もが「ベストプラクティス」を実践するように，このプロセスを標準化することを求めるのである．しかし，全ての患者が同じ治療や最善の治療を受けることは，本当にふさわしいことであろうか．誰かこのことに反論する人はいないであろうか．機械開発を生きた人間に置き換えて考えると，重要なことは知識や説明ではなく，いかに相手と関わり心が通じるかである[10]．医学教育の本質は，新たな状況において人間関係を築き，いかに有効な役割を果たすかを学ぶ，社会化の過程であるということが，私が学んだメッセージである[11]．Whole Person Care の提唱者にとって，このことは非常に説得力があるものである．なぜなら，医師としての仕事の中心は，患者との癒しの関係であると私たちは信じているからである[12]．この癒しの

関係性は，患者だけでなく，患者の家族，同僚，医療従事者，社会，政府など，医師の人生における全ての人間関係に取り入れる必要があると私たちは考えている．

ロールモデルとリーダーシップ
Role Models and Leadership

　それをどのように医学生に教えたらよいだろうか．行動規範，臨床ガイドライン，評価基準などによってではなく，実際の臨床現場におけるロールモデルとリーダーシップによって教えることになる．非常に複雑かつ予測困難な臨床現場において，患者，医師自身，全ての関係する人々が満足のいく，助けになるような対応の機微，可能性，実現性などを学んでいく以外にないのである．ロールモデルという言葉ですら，物事をはめこむ一定の枠である鋳型や設計図を意味しており，疑問の余地がある．臨床現場は困難極まり，問題解決への手順が全く見えないことも時にあるのである．

　研修医を始めた頃の私の経験を話したいと思う．モントリオールに来て間もなく，研修医のローテーションが循環器内科から始まった．循環器内科の教授，上級医，そして私を含めた数名の研修医によるコンサルテーションの活動を行った．教授は研究において高く評価されているが，間違った考えをもっており，今まで出会った中で最悪の医師であることに私は早い段階で気づいた．患者にとって逆効果や悲惨な結果になる方法をしばしば提案したのである．それは頻度として十二分であった．上級医はどのようにすれば全てうまくいくかを教えてくれた素晴らしい人であった．全ての患者を診察し，積極的に患者と関わり，研修医にやる気を起こさせ，患者や研修医を教授から守るなどの非常に複雑な仕事をしていた．上級医は落ち着いてそれらを行っていた．一体どのようにしてそのようなことができたのであろうか．

　上級医は，医学的な問題を迅速に評価し，すべきことを的確に把握し，論理的に理解し，教授にも研修医にも十分に説明することができたのである．つまり，上級医はうまくいかないことを改善する提案をし，研修医は多くのことを学ぶことができた．また，上級医は教授に礼儀正しさとユーモアをもって接し，関係性を築いて

いた．ご想像どおり，この関係性には緊張が伴っていた．教授は絶えず上級医より
も優位に立ち，自分の考えに従わせようとした．上級医は真正面から対決すること
は決してしなかった．たとえそうしたとしてもうまくいかなかったであろう．さら
に，上級医は必ず最初にその場にいるようにしていた．その上級医についての有名
な話がある．循環器内科の患者が弁置換術を受けて手術室から回復室に戻ってくる
ことになっていた．教授が回復室で患者が戻ってくるのを待っていると，上級医が
患者にバッグによる換気をしながら，麻酔科医と一緒に手術室から出てきたのであ
る．上級医が麻酔科医と次にすべきことを話しながら回復室に戻って来たのを見
て，教授は非常に驚いたのである．

　この上級医はありのままの自分でいながら，同時に患者，研修医，教授の全ての
人々と関わっていた．その関わりは，予期せぬ変化と成長をもたらした．小さな例
であるが，上級医が私に心電図のR波のベクトルについて質問してきたことがあ
る．それまでそのようなことを考えたことがなかったが，高校の時に学んだことを
かすかに思い出した．ベクトルはどこにも向かっていないように思えたが，垂直に
向かっていることがひらめいた．上級医は私に「学校で数学ができたんだな」と褒
めてくれた．それまでにこれほど励まされ，力を得たように感じたことはなかっ
た．周りの人々に，優れていることや可能なことを期待して達成させる言葉を発す
ることがリーダーシップであり，その上級医にはそれがあったと思う．『選択はあ
なた次第である』というDVD[13)] において，フランクル先生（p.36）はゲーテの言葉
を引用しながら，「人をあるがままに受け容れると過小評価することになる．可能
性に目を向けるとその人の真の能力を発見する」と言っている．これこそが学生が
経験する必要のあるリーダーシップである．そうすることによって，患者や同僚に
対して同様のリーダーシップを発揮することができるようになるであろう．

移行期

Transitions

　専門職としてのアイデンティティの形成では，移行期が極めて重要であると繰り

返しいわれている[14]．確かに移行期は急激な変化と成長がみられる時期である．医学部への入学時，病院実習の開始時，研修の開始時などの移行期は，通常とは異なる変化と変容の機会となる．患者の「治療」と「癒し」を明確にすることも同様であると私は感じている．ある治療法が大学病院で採用されると，人員，資金，設備などの教育資源が提供され，カリキュラムが作成され，教育することになる．そして，計画されたペースと方法で変革することになる．

　一方，癒しは学生自らが取り組み，学生の学びのペースと方法で変化や変容が起こるのである．患者の癒しと成長も同様である．がんに対する積極的な化学療法から緩和ケアに完全に移行することは，患者の人生にとって大きな移行期となる．医療従事者からの支援や援助は極めて重要であるが，変化と成長のペースは患者により異なる．それは直線的なものでも，全く予想可能なものでもない．医療従事者に求められる技能は，何かを助言したり，提案したりすることではなく，傾聴しながら支援することが中心となる．医療従事者が強制したり，強要したりすることは，患者を傷つけたり，抵抗を生じさせたり，表面的なものに終わったりして，真の変化や成長につながらないのである．

　新たな移行期に学生が感じているであろう不安を変化や成長の機会とする必要があると私たちは考えている．学生は，傾聴することや有益な新しい技能に対してより心を開いている．病院実習前の「マインドフルネスに基づく医療実践」（p.94）の学びは学生にとって有益なものであると信じている．

マインドフルネスに基づく臨床的な調和
Mindful Clinical Congruence

　しかし，どのようなアイデンティティを重視して育成したらよいであろうか．それに関する資料は多くある．CanMEDS（医療改善のためにカナダで開発された医師の能力のフレームワーク．①専門家，②コミュニケーター，③協力者，④リーダー，⑤医療提唱者，⑥学者，⑦職業人の7つに分類）は，医師のアイデンティティとなる幅広い役割を記述している[15]．これらの能力に取って代わったり，統合したりするような中核的なアイ

117

デンティティはあるであろうか．医学生や研修医に身につけてほしい中核的なアイデンティティは，マインドフルネスに基づく臨床的な調和であると私たちは考えている [12]．これは臨床現場における，今この瞬間に存在する「マインドフルネス」と，自己，他者，状況に気づく「調和」を統合したものである．このアイデンティティは，学生一人ひとり違っていても関係なく，ストレスやプレッシャーのかかる状況でも，自分自身の全てをもって医療の実践に向かう能力を共有することになる．学生が，単に疾病の治療の技術者としてではなく，患者の癒しを促す医師として役割を果たすことを希望するのであれば，これは必要不可欠であると私たちは信じている．また，これは学生にとって，医療の実践において長期間にわたる心身の健康の秘訣ともなるであろう．私たちが学生に教える方法や取り組みは，特定のアウトカムや行動を達成することを目的にしているのではなく，患者や医療従事者との関わりに影響を与えるアイデンティティの形成を目指しているのである．

外的なアイデンティティと内的なアイデンティティ
External and Internal Identification

　学生には，集団としての医師の仕事に対して「外的なアイデンティティ」を形成してほしいと願っている．つまり，医師として相応しく行動し，社会とよい関係をもつことである．また，同時に，学生が医療の実践において真の自己（authentic self）を表現することができる「内的なアイデンティティ」を形成する必要があると思っている．外界に適応しながら，内界において自立して自分の役割を果たすためには，この2つが必要である．

　なぜ自立を重視するのであろうか．その答えは2つある．1つ目は，学生は深く傷ついた経験をするからである．それは患者，仲間，自分自身の人間としての必要性に対して関心が不足していることや，患者，学生，またそれ以外の人々に対する共感が不足しており，時に非人間的な扱いをされたりすることがある．要求が厳しく，コントロール感に乏しく，十分に感謝もされない医療制度がある．このようなことは燃え尽き症候群の原因となる [16]．そのような環境の中にあっても，自分の

アイデンティティを自立して保ってほしいと願っている.

　2つ目は，医師としての肩書きは，多くの社会で重視され，自尊心を高めるからである．このことは避けられないであろうが，自制することが重要である．なぜなら，ある集団への所属意識による自尊心は，他の医療従事者や特に患者など，その集団に所属していない人々を低く評価するからである[17]．特に医療の二項対立における癒しの側面から，このようなことを私たちは望んでいない．医療における治療と癒しの相違を理解することが，学生の成長につながるからである．学生は，医師としての共通のアイデンティティと，自分自身の独自の才能に対する意識の両者の自意識を育む必要があると思っている．癒しの観点から，医学部はカール・グスタフ・ユング先生（Carl Gustav Jung：1875 年～ 1961 年．スイスの精神科医．分析心理学を創始）のいう個性化（individuation）[18]や，マレー・ボーエン先生（Murray Bowen：1913年～ 1990 年．米国の精神科医．家族療法の先駆者．家族システム理論を開発）のいう自己分化（differentiation）[19]へ向かっていくことを願っている．そこでは，学生は人間としての自分自身について一層学び，医療における権力や特定の役割にかかわらず，人間としての独自の価値に自尊心を置くようになるからである.

情　熱

Passion

　私が情熱的に取り組むのは，本章の冒頭で述べた，アイルランド人であることと関係するであろうか．集団としてのアイデンティティを個人の成長と成熟に結び付ける状況において可能であるだけでなく，アイデンティティと情熱は互いに増強させると私は考えている．医学生や医師は，看護師，心理師などの他の医療従事者と背景が異なっており，医学の専門的な知識や技術を習得することは，患者との関係性を築くことや癒しを促すこととは出発点が違うのである．この背景を理解することは重要である．なぜなら，医学生は長年の臨床，研究，慣習に基づき，世界中の医学の知識と技術の体系に拘束されているからである．それに気づけば，医学生は「癒し人」としての自分の能力を開発することに確信をもって始めることができる

のである．医療現場で可能な範囲での集団からの支援，集団との同一化，個人の自
己表現と創造性をしっかりと繋ぎ合わせることから情熱は生まれると私は信じてい
る．おそらくウィリアム・イェイツ氏（William Yeats：1865 年〜 1939 年，アイルランド
の詩人，劇作家）がアイルランド人かつ詩人である [20] のと同様に，最善の医療を実
践するには，有能であることと情熱的であることの両者が不可欠な要素であるだろ
う．

文献

1 ）Satir V, Banmen J, Gerber J, Gomori M. Chapter 7, The transformation process.
In：The Satir model：family therapy and beyond. Palo Alto：Science and
Behaviour Books, 1991. p.147–174.

2 ）Campbell J. The hero and the God. In： The hero with a thousand faces.
Princeton：Princeton University Press, 1968. p.30–40.

3 ）Kearney M. Section 2, Ancient healing. In： A place of healing. Working with suf-
fering in living and dying. New York：Oxford University Press, 2000. p.39–82.

4 ）Nicolay JG, Hay J. Abraham Lincoln：a history. New York：The Century Co.,
1890.

5 ）Shem S. The House of God. New York：Berkeley Books, 2010.

6 ）Boudreau JD. Chapter 15, The evolution of an undergraduate medical program
on professionalism and identity formation. In：Cruess RL, Cruess SR, Steinert Y,
editors. Teaching medical professionalism. supporting the development of a pro-
fessional identity. 2nd ed. New York：Cambridge University Press, 2016.
p.217–230.

7 ）Wagamese R. For Joshua：An Ojibway father teaches his son. Toronto：Anchor
Canada, 2003.

8 ）Cruess RL, Cruess SR. Chapter 8, General principles for establishing programs to
support professionalism and professional identity formation at the undergraduate
and postgraduate levels. In：Cruess RL, Cruess SR, Steinert Y, editors. Teaching
medical professionalism. supporting the development of a professional identity.

2nd ed. New York：Cambridge University Press, 2016. p.113-123.

9) Suchman A. Chapter 2, How we think about organizations：a complexity perspective. In：Suchman A, Sluyter D, Williamson P, editors. Leading change in healthcare. Transforming organizations using complexity, positive psychology and relationship-centered care. New York：Radcliffe Publishing, 2011. p.11-24.

10) Suchman A. Chapter 4, Relationship-centered care and administration. In：Suchman A, Sluyter D, Williamson P, editors. Leading change in healthcare. Transforming organizations using complexity, positive psychology and relationship-centered care. New York：Radcliffe Publishing, 2011. p.35-42.

11) Hafferty FW. Chapter 4, Socialization, professionalism, and professional identity formation. In：Cruess RL, Cruess SR, Steinert Y, editors. Teaching medical professionalism. Supporting the development of a professional identity. 2nd ed. New York：Cambridge University Press, 2016. p.54-67.

12) Hutchinson TA, Smilovitch M. Chapter 7, Experiential learning and reflection to support professionalism and professional identity formation. In：Cruess RL, Cruess SR, Steinert Y, editors. Teaching medical professionalism. Supporting the development of a professional identity. 2nd ed. New York：Cambridge University Press, 2016. p.97-112.

13) Drazen RY. The choice is yours〔DVD〕. Drazen Productions, 2001. Distributed by the American Board of Internal Medicine Foundation.

14) Sternszus R. Chapter 2, Developing a professional identity：a learner's perspective. In：Cruess RL, Cruess SR, Steinert Y, editors. Teaching medical professionalism. Supporting the development of a professional identity. 2nd ed. New York：Cambridge University Press, 2016. p.26-36.

15) Frank JR, Snell LS, Sherbino J, editors. Draft CanMEDS 2015 Physician Competency Framework – Series III. Ottawa：The Royal College of Physicians and Surgeons of Canada, 2014.
Available from：http://www.royalcollege.ca/portal/page/portal/rc/common/documents/canmeds/framework/canmeds2015_framework_series_III_e.pdf Accessed 9 Feb 2017.

16) Kearney M, Weininger R. Chapter 10, Whole person self-care：self-care from the inside out. In：Hutchinson TA, editor. Whole person care. A new paradigm for the 21st century. New York：Springer Science+Business Media, LLC, 2011. p.109-126.

17) Solomon S, Lawlor K. Chapter 9, Death anxiety：the challenge and the promise of whole person care. In：Hutchinson TA, editor. Whole person care. A new paradigm for the 21st century. New York：Springer Science+Business Media, LLC, 2011. p.97-108.

18) Jung CG. Vol. 6, par 757, Psychological types. In：The collected works of C.G. Jung. Oxford：Harcourt Brace, 1921.

19) Bowen M. Chapter 21, On the differentiation of self (1972). In：Family therapy in clinical practice. Northvale：Jason Aronson Inc, 1990. p.467-528.

20) Ure P. Chapter III, Discoveries and convictions：1887-1903. In：Yeats. Edinburgh：Oliver and Boyd Ltd, 1963. p.27-41.

◆ 第12章

ウェルネス，燃え尽き症候群，共感疲労

> 幸せとは，美徳でも，快楽でもなく，
> 単に成長である．
> 成長している時にわれわれは幸せになる．
>
> ウィリアム・イェイツ
> (William Yeats：1865年～1939年，アイルランドの
> 詩人，劇作家)

　ある夏の日，私は父がモントリオールに来て，田舎で一緒に休暇を過ごすことを楽しみにしていた．大学の通りから離れ，見慣れた工業用建物の街路を通って，釣具店を見つけようとしていた．ルアー（lure：疑似餌．餌の小魚などに似せた形・色に作ったもの）を探していたのである．ルアーを見つけて，昔，小川や湖，釣りが好きであったことを思い出した．そして，私の臨床の疲労と負担が軽減されることを願った．

　当時，私は30代の女性の患者を診療していた．彼女には糖尿病と肥満があり，術後の創が治らず，急性腎不全を併発し，集中治療室で人工透析を受けていた．回復する可能性はないと思われた．彼女は回復して集中治療室から出られるとは思っていないかのように私に目を向けた．彼女の両足はむくみ，動かすことができなかった．私は彼女と話をすることが辛くなり，気持ちが沈んで，彼女のところを早々に立ち去った．そこから逃げ出したかったからである．当時の私は心身ともに健康ではなかった．私は燃え尽き症候群，共感疲労，抑うつなどになったのだろうか．ルアーフィッシング（lure fishing）はよい介入法にはならなかった．しかし，何かほかにできることが思いつかなかったのである．

　このような気持ちになることは医療現場ではまれだろうか．他の医師と話をした

ところ，よくあることのようである．医師における燃え尽き症候群は 25 ～ 60% と報告されている[1]．燃え尽き症候群の統計は，私の印象を裏付けている．

燃え尽き症候群

Burnout

燃え尽き症候群は，「情緒的消耗感（emotional exhaustion）」「個人的達成感の低下（lack of a sense of personal accomplishment）」「脱人格化（depersonalization）」を特徴とする[2]．あの日の私は，これら3つ全てを示していた．振り返ってみると，これらの症状の出現には順序があった．まず，自分のしていることが「うまくいっていない」と感じていた．集中治療室で診察した患者だけでなく，その日，その週，その月に診察した患者も同様であった．これらの患者のほとんど全員が解決困難な問題を抱えており，治療によって生かされ続け，苦悩がより一層強くなっていた．事実は必ずしもそうではなかったかもしれないが，私にはそのように見えた．それに続いて感情が枯渇した．心の底では「うまくいっていない」あるいは「うまくいかないだろう」と思っていることを行い続けることは，感情を使い果たしてしまうものである．それに代わる相応しい方法がない場合は，さらに困難になる．そして，その苦悩から距離を置く唯一の方法をとった．それが脱人格化である．患者も私も人間ではなく，まるで機械であるかのように，次から次へと型通りに治療をした．月末までそれをやり続け，そして休暇をとり，この状況から逃れた．サティア先生（p.4）の「コミュニケーションの態度」（p.49）において「不適切な態度」をとっていたことになる[3]．ルアーフィッシングは休暇を分割してとっていたにすぎず，真の休暇を先延ばししただけであった．

Whole Person Care と燃え尽き症候群

Whole Person Care and Burnout

医療の職務に対する見方を変えれば，私の体験は違ったものになったであろう．

医学的な問題を解決したり治療したりすることではなく，このような問題を抱えている人間の癒しを促すことが職務だと仮定してみよう．私が立ち去ってしまったあの集中治療室の患者の場合，どのようになったであろうか．

あの日，私は患者のベッドサイドに立っていた．「具合はどうですか」と尋ねたが，関心があったわけではなかった．患者とはできるだけ個人的に関わらないようにしていた．なぜなら，個人的に関わると恐れと戸惑いが増すと思っていたからである．そして，次回の人工透析の計画をカルテに書くことに専念した．もし患者のベッドサイドに座っていたら，どうなったであろうか．患者がどのように過ごしているかということに心から関心をもち，気遣うようにしたかもしれない．「何かお役に立てることはありませんか」などと尋ねることもできたかもしれない．私がそこにしっかりと存在して，気遣いながら耳を傾けたなら，患者は自分自身のことをほかの形で語りたいと思ったかもしれない．そうすれば間違いなく何らかの違いをもたらしたであろう．本章との関係でいえば，患者だけでなく私にも違いがもたらされたであろう．医療従事者としての「個人的達成感」，人間的な関わりによって情緒的に豊かにされる「情緒的充実感」，患者も自分も傷つきやすい人間として関わりをもつ「人格化」などの違いが生じて，患者のベッドサイドを後にすることができたであろう．そのような素晴らしい考えをなぜ私は実践しなかったのであろうか．また，なぜ医療従事者はそれをあまり実践しないのであろうか．

傷ついた環境を避ける
Avoid the Wounded Place

おかしな話であるが，問題は患者と自分自身に専心するのに医療従事者の職務に制限があることである．この観点から，患者と医療従事者にとって現状は満足のいくものではない．医療従事者の職務は問題を解決することであり，改善させることである．集中治療室の患者には腎不全と術後の傷があり，治療して，離床させ，退院させることが求められていた．私は帰宅したり休暇をとったりするまで，その時，その日，その週を切り抜ける必要があった．当時から今日に至るまで，苦しみ

を伴う時間に価値はないのであろうか.

　その他の選択肢は，あの日に集中治療室の患者に行うことが可能であったように，傷ついた環境へ行き，今この瞬間にそこに存在する価値を体験することである[4].職務における真の見返りと価値を体験しようとすれば，それは可能であるだけでなく，不可欠である.枯渇したり，燃え尽きたりするのではなく，仕事において成長し育まれる必要のあるものを提供することは価値のあることであり，いかなる自己防衛でもない.これは医療の核心における矛盾である.

　このことを別の言い方で表現すると，医療を白い蛇である「治療」から黒い蛇である「癒し」へ移行する必要があるということである.白い蛇と黒い蛇には大きな違いがある.白い蛇では，治療や問題解決が患者に提供され，医療従事者として理にかなった満足感をある程度経験する.黒い蛇では，患者は癒しを体験し，高潔性 (integrity) と一体性 (wholeness) へ向かう.医療従事者も同様である[5].癒しへ力を切り換えることは，燃え尽き症候群の予防となる.

解　決
Resolution

　それでは，私はあの夏の日の状況をいかに解決したのか.父の訪問，ルアーフィッシング，休暇は残念ながら役に立たなかった.確かに父が訪問してくれ，釣りに行き，私は何とか生き延びた.しかし，ただ生き延びた状態が続いただけであった.医師としての職務を果たしてはいたが，腎臓内科では月末になると枯渇した状態になった.腎臓内科の研修医としての炎は消え入りそうになったのである.

　専門を緩和ケアに変えることが私にとって解決となった.緩和ケアはまさに傷ついた環境そのものである.緩和ケアにおいて私は癒しに専心した.私たちが担当する患者は終末期の人々である.解決できる問題は解決し，症状マネジメントを提供し，同時に患者の癒しの旅 (p.29) をできる限り支援する.緩和ケアに完全に移行してからは「真の医療とは何か」について構想しそれを重視してきた.腎臓内科で経験した情緒的な枯渇は，完全に解消することができたのである.

チームワーク

Teamwork

　何がこのように大きな違いを生み出したのであろうか．確かに私にとってのケアの概念が，癒しを含めて変わったことが挙げられる．しかし，それは私一人で行うことができたわけではなかった．もし集中治療室の患者に対する私の態度とアプローチを変えていたら力と充実感を得ることができたであろうと考えてはいたが，そのような道を歩むには，誰かからの支援がなければうまくいかなかったであろう．当時，私は確実にその方向へ進もうとしており，腎不全患者の物語をまとめた本を出版しようとしていた[6]．しかし，それだけでは十分ではなかった．Whole Person Care の理念を共有し，支援してくれるチームが必要であった．

　カーニー先生（p.4）たちは，「医療従事者の燃え尽き症候群は，患者の苦悩よりも医療制度に深く関係している」と提言しているが[7]，私は両方が関係していると思っている．燃え尽き症候群は，患者の苦悩から始まると考えている．患者の苦悩に背を向ける医療制度の中で働き，同じことをするように仕向けられると，敗北感や絶望感を感じざるを得ない．患者と医療従事者の苦悩は続き，たとえどのように否定しても，この現実を避けることはできないからである．緩和ケアには，患者の苦悩とそれに伴う癒しの可能性に向き合うチームがある．医師，看護師，他の医療従事者から構成される緩和ケアチームは，毎日患者を気遣っている．継続的に関わり，話し合い，回診のたびに検討し，必要に応じてミーティングを行っている．さらに，患者の苦悩だけでなく，医療従事者の苦悩にも焦点を当てている．患者になされるのと同様に，グループによる分かち合いと支援を通して，医療従事者の苦悩が和らぎ，時に劇的に変化することがある．このような相互の支援と交流がWhole Person Care の理念であり，医療の他の領域にももたらされることを願っている．

　緩和ケアの観点から，前述の患者と対照的な患者を紹介したい．患者は 40 代の女性で，終末期の胃がんにより悪心・嘔吐，黄疸，著明な体重減少がみられていた．夫と 12 歳の息子，10 歳の娘がいた．死期が迫っており，患者もそのことに気

づいていた．そこで，患者が子どもたちに別れを告げることができるように，家族
ミーティングを開くことになった．家族ミーティングは病室で行われ，夫，二人の
子ども，医師 2 名，看護師 2 名，病棟看護師長，心理師が同席した．私は患者の
ベッドサイドで話し合いを誘導したが，その焦点は患者が子どもたちと話し合うこ
とであった．患者も子どもたちも非常に勇敢であった．子どもたちが質問し，母親
は正直に答えた．患者が子どもたちに別れの言葉を伝えることができたと感じられ
た時に，家族ミーティングを終えた．非常に悲しいことではあったが，感動的でも
あった．意外にもその家族ミーティングは私たちを疲弊させるものではなく，むし
ろ力を与えてもらったように感じた．私たちは向き合わなければならないことと向
き合い，患者と家族が癒しの過程に向けて前進することができるように支援した．
この癒しの過程は何年も，場合によっては一生かかるかもしれない．しかし，第一
歩を踏み出すことができたと思う．

共感疲労と境界線
Compassion Fatigue and Boundaries

　この家族へのケアは共感疲労につながる危険性があったかもしれない．確かに私
たちは，患者と子どもたちに対して完全にエンゲイジメント（engagement：仕事に関
連するポジティブで充実した状態．活力，献身，没頭などによって特徴づけられる）の状態で
あった．家族ミーティングに同席した同僚の医師は，「すすり泣かないように必死
にこらえた」と語った．しかし，私たちは疲れ果てることはなかった．その理由
は，家族の苦悩と私たちの苦悩を混同しないように明確な境界線を引いていたから
である．そして，「真の共感（exquisite empathy）」といわれるものを実践した[8]．私
が腎臓内科医の時に身につけていた，苦悩に対して距離を置いたり，背を向けたり
する態度ではなく，真の共感と明確な境界線をもって患者の苦悩に向き合う時に，
患者の癒しの旅を共にすることができるのである．その旅は患者にとって素晴らし
いものになるだけでなく，医療従事者にとっても癒し，成長，充実の秘訣となる．
燃え尽き症候群と共感疲労は，医療における重大な問題である．それらを解決する

ためには，自分自身を専心させ，傷つきやすい人間として互いに関わり合い，医療従事者も患者も同様に対応する医療を個人もチームも実践する必要がある．

ウェルネス

Wellness

　ウェルネス（wellness：健康を身体の側面だけでなく，より広義に総合的に捉えた概念．米国のハルバート・ダンが「輝くように生き生きしている状態」と 1961 年に提唱）を求めて，私たちは瞑想，運動，食事，ワーク・ライフ・バランス，休暇，身を守ること（疲労，過労，燃え尽き症候群，共感疲労）などに取り組んでいるが，このような取り組みはウェルネスとはほとんど関係しないという事実を見落とすことがある．それらは優れた生き残り戦略であり，それゆえ過小評価すべきではないであろう．しかし，これらの取り組みは主観的な幸福にはほとんど影響しないのである．

　本章の冒頭で引用したイェイツ氏の「幸せ」は，私たちが職務の中で見出し，患者にもたらす必要がある主観的な深い状態であろう．終末期患者で身体的な状態が悪化していても主観的な幸福感が高まる現象を，マウント先生（p.4）とカーニー先生が報告している．この状態こそが，Whole Person Care が医療にもたらすことができる恩恵である．その鍵は成長である．それは，研修によって身につける特定のコンピテンシー（competency：単なる知識や技能だけでなく，技能や態度を含む様々な心理的・社会的なリソースを活用して，特定の文脈の中で複雑な要求に対応できる能力）ではなく，自己理解をより深め，医療を実践する専門職として生涯学び続けるという意味で，イェイツ氏の言っていることは正しいと思う．Whole Person Care では，医療におけるアイデンティティと役割はこれまでのものとは全く異なるモデルとなるであろう．これまでどれだけ有能であったか，どれだけよい働きをしたかを単に問うのではなく，どれだけ成長したかを自分自身に尋ねる必要がある．なぜなら，結局のところ，燃え尽き症候群に抗するウェルネスや予防は，傷つけられることを避けたり，セルフケアをしたりすることではなく，変化し成長することが究極的な解決となるからである．

文献

1) Wallace JE, Lemaire JB, Ghali WA. Physician wellness：a missing quality indica-tor. Lancet 2009；374：1714-1721.

2) Maslach C, Leiter MP. Understanding the burnout experience：Recent research and its implications for psychiatry. World Psychiatry 2016；15：103-111.

3) Satir V, Banmen J, Gerber J, Gomori M. Chapter 3, The survival stances. In：The Satir model：family therapy and beyond. Palo Alto：Science and Behavior Books, 1991. p.19-30.

4) Rumi J. The essential Rumi. New York：Coleman Barks, 1995.

5) Mount BM, Boston PH, Cohen SR. Healing connections：on moving from suffer-ing to a sense of well-being. J Pain Symptom Manage 2007；33(4)：372-388.

6) Phillips D, editor. Heroes. 100 Stories of living with kidney failure. Montreal：Grosvenor House Press Inc, 1998.

7) Kearney MK, Weininger RB, Vachon ML, Harrison RL, Mount BM. Self-care of physicians caring for patients at the end of life："Being connected... a key to my survival". JAMA 2009；301(11)：1155-1164.

8) Harrison RL, Westwood MJ. Preventing vicarious traumatization of mental health therapists：identifying protective practices. Psychotherapy (Chic) 2009；46(2)：203-219.

◆ 第13章
医療における物語

売り出し中：赤ちゃん靴，未使用
アーネスト・ヘミングウェイ
（Ernest Hemingway：1899 年～ 1961 年，米国の小説
家，詩人）

　上記の詳細は分からないが，ヘミングウェイ氏の物語は多くのことを伝える．し
かし，物語は見逃されたり，取り上げられなかったりすることがあり，治療関係を
損ねることもある．私は 40 代の時に中年の危機を経験し，心理師に診てもらった
ことがある．心理師は母について話すように求めた．私の母は突然亡くなり，それ
が多少不可解であったので，それを含めて話し始めたところ，心理師は「実際に何
が起きたと思いますか」と尋ねた．その出来事について私の考えを話したところ，
すぐに心理師は「あなたの『物語』は聞いたので，より重要なことについて話をし
ましょう」と言った．それは母の物語は前置きや導入にすぎず，本題である重要な
ことや治療に進んでいくことをほのめかしていた．私は話を遮られ，低く評価さ
れ，裏切られたようにさえ感じた．なぜなら，心の奥の話をこの心理師と分かち合
い，心理師が裸になった私の魂の一部である物語にしっかりと関わってくれること
を期待していたからである．驚くことではないが，しばらく治療を続けたものの，
最初に受けたショックから回復することもなく，治療の効果もみられなかった．こ
の心理師に対する潜在的な怒りが，治療的関わりを妨げたように感じた．

病気の物語

Illness Narratives

　アーサー・クラインマン先生（Arthur Kleinman：1941 年〜，米国の精神科医．医療人類学・文化精神医学のパイオニア）は，「西洋医学は疾病（disease）にますます焦点を当て，患者の病い（illness）の物語を低く評価し，無視している」と述べている[1]．そして，「患者の苦悩を和らげる強力な方法の一つは，患者の物語を傾聴し，証言することである」と指摘している．クラインマン先生は，医学生の時に広範囲熱傷で苦しんでいる 7 歳の少女を担当した経験についての素晴らしい話を語っている．少女は定期的に全身浴とデブリードマン（感染・壊死組織を除去し，創を清浄化すること）の治療を受けていた．この治療は激痛を伴うため，少女はそれをしないように懇願していた．クラインマン先生の役目は少女の手を握り，励ますことであった．少女の注意を痛みからそらせるために，家のことや家族のことなど様々なことを聞いたが，あまり効果はないように思われた．ある日，クラインマン先生が少女に「ひどい火傷を負って，来る日も来る日も痛い治療を受けなければならないことをどう思っているの」と尋ねたところ，少女の苦痛は著しく和らぎ始めた．少女は抵抗したり，泣き叫んだりするのをやめて，クラインマン先生ともっと関わるようになった．毎日の治療による痛みや苦痛は軽減していった．患者に尋ねたことが突破口となったのである．

　クラインマン先生は後に名著である『病いの語り（The Illness Narratives）』[2]を執筆してその道の専門家になるが，当時はそうではなかった．この少女との関わりにおいて，何がよかったのであろうか．それは少女の苦痛に耳を傾け，その現実に向き合おうとする意志があったことによると私は思う．ナラティブ・メディスンの第一の教訓は，物語は患者が体験している苦悩を伝える方法であることを理解することである．そして，患者の物語と描写される苦悩にしっかりと向き合うことが極めて重要な一歩となる．技術や専門性の違いはあまり重要ではなく，苦悩のあるところへ向かっていく意志と勇気がより重要なのである．

ナラティブ・メディスン

Narrative Medicine

　「疾病」と「病い」の分離や，「治療」と「癒し」の分離を包括しようとする Whole Person Care をクラインマン先生は明らかに支持していると思う．クラインマン先生は病いの物語が癒しをより促進することに注目していた．現代医療の科学技術による直す傾向によって，癒しはますます損なわれつつある．クラインマン先生の晩年の講演を聞いた時，先生や多くの人々の多大な努力にもかかわらず，医療でのケアや癒しへの取り組みを実現させるのは難しく，希望がもてないように思えた．

　しかし，リタ・シャロン先生（Rita Charon：1949 年〜．米国の医師，文学研究者.『ナラティブ・メディスン』を執筆）の活動は，私に希望を与えてくれた．シャロン先生は，ニューヨークのコロンビア大学でのナラティブ・メディスンの教育プログラムを開発し，論文の発表，ワークショップの開催，著書の執筆を通してナラティブ・メディスンを普及させたリーダーである[3, 4]．ワークショップでは，優れたリーダーシップを発揮し，精力的に活動しており，「患者の物語に文字どおり焦点を当てることが，患者への共感と関係性を増す」と提言している．

　私はシャロン先生の講演会やワークショップに何度も参加し，その都度多くの刺激を受け，多くのことを教えてもらった．そこでは，自分自身の物語を書いたり，人々の物語を読んだり，文学作品を吟味したり，多くの演習を行ったりした．物語は出来事や意味を伝えるだけでなく，物語を話すことによって新たな意味を創り出すため，自分自身や人々の物語を聞くことが非常に重要であることを認識した．聞き手も話し手も創出される意味に影響を与える．したがって，医療従事者は単に患者の物語を聞く（聞かない）だけではなく，どのように傾聴するか，どのように関わるかによって，その物語と物語の意味を具体的に創り出すことになる．シャロン先生たちのように物語を通して人々を支援することは，癒し人のアートに必須な要素であると私は確信している．

物語，力，セラピー

Narrative, Power, and Therapy

　マイケル・ホワイト先生（p.28）とデビッド・エプストン先生（David Epston：1944
年～，ニュージーランドの心理師．ナラティブ・セラピーの創始者）は，ナラティブ・セラ
ピーと呼ばれる治療のリーダーである[5]．二人は家族療法士で，ナラティブ・アプ
ローチをさらに前進させた．患者の物語を傾聴し，尊重するだけに留まらず，物語
を変えたり，異なる見方を提供したりする，より積極的な役割を果たすことを提唱
している．彼らは，物語には力があることに気づき，その力を患者に手渡したいと
考えている[6]．彼らは，「全ての人は社会の支配的な文化によって創生された物語
の中に生きている」と指摘している．この文化は，最も広い意味では政治であり，
宗教，ジェンダーであり，実は医療であったりする．そして，この支配的な文化に
よる物語を時に無力化することも可能である．医療では，病名が患者のアイデン
ティティとして扱われることがある．例えば，「腎不全のある人間」ではなく，「腎
不全」や「腎不全患者」になってしまう．そのため，ホワイト先生とエプストン先
生は，癒しにつながるような物語を育む方法に取り組んでいる．それには問題を外
在化させることが含まれる[7]．Whole Person Care では，人間を病気から分離する
ことが重要であり，これは彼らの取り組みの影響を直接的に受けたものである．ま
た，彼らは，物語の影響を弱め無力化させる技法（例えば支配的な文化において例
外を探すこと）や物語の影響を強め力を与える技法（例えば目的によっては書類な
ど別の形態を利用する[8]）などを提唱している．今後，Whole Person Care の癒し
を促す方法をさらに開発できるように，治療手段として患者の物語により深く関
わっていくことになるのは間違いないであろう．

禅問答

Zen Stories

　患者の物語へのアプローチを３つ概説したが，これらは明らかに西洋的である．

各々異なる視点から分析し，内省することにより物語を理解しようとするものである．つまり，クラインマン先生は医療人類学に，シャロン先生は文学研究に，ホワイト先生とエプストン先生は力関係に焦点を当てているといえるであろう．これらの全てに価値があり，特定の介入やアプローチは実用的であろう．しかし，目的が全く異なる物語へのアプローチがある．それは禅問答である．西洋的なアプローチはより深く，異なった考え方をさせるのに対して，東洋的なアプローチである禅問答は思考を停止させることが目的となる[9]．香厳（きょうげん：中国唐代の禅宗僧侶）の物語がその典型例として挙げられるであろう[10]．香厳は次のようなジレンマを提起している．「崖の上で手足を全て放して口だけで木の枝にぶら下がっている時，菩提達磨（ぼだいだるま：中国禅宗の開祖）の渡来の意味を尋ねる人があったらどうするか．もし答えなければ問うた者の要求に応じないことになる．答えようとして口を開けばたちまち墜落して命を失ってしまう．どうしたらよいか」というものである．この禅問答の目的は，論理脳に打ち勝ち，直感的な心を働かせることである．医療においても同様のことがいえるであろう．

　卵巣がんの患者から「この病気から助かりますか」と尋ねられたところ，医師は「2 年経ってからまた聞いてください」と答えた話を前に述べた（p.98）．この答えは論理的ではあったが，計り知れない悪影響を患者に与えた．同様に，「大丈夫です」と答えるのも逆効果になったであろう．なぜなら，そのように答えることは正当化できないからである．「いいえ」と答えることも，明らかに受け容れられなかったであろう．どのように答え，いかに対応すべきだったであろうか．最初にすべきことは，前に進む前に立ち止まることであった．おそらく医師はその時に座り込み，患者の手を取って，「後で時間をつくって戻って来ます」と言うのがよかったであろう．その瞬間，その状況にしっかりと存在しないまま，今後何が起こり得るかを話すのは不可能である．次に何が起きようとも最も重要なことは，気の利いた答えではなく，その瞬間，そこで患者と共に存在する質と深さである．まさにこれこそが先ほどの禅問答で試されている資質である．

「豚の掻き方が気に入った」

"I Like the Way You Scratch a Hog"

　おそらく物語に対する西洋的および東洋的なアプローチは，経験する段階で交わるであろう[11]．最初の視点は何であれ，物語に集中することによってこの瞬間にしっかりと存在し，直感が働く道が開かれるのである．ミルトン・エリクソン先生（Milton Erickson：1901 年〜 1980 年，米国の精神科医，心理学者．催眠療法を開発）の青年時代の物語がある[12]．エリクソン先生は大学生の時，学費のために本を売っていた．ある日の夕方，農家の庭に行ったところ，農夫は「本には関心がない」と言った．唯一関心があったのは飼っている豚であった．しかし，エリクソン先生が「もう少しここにいて話をしてもいいですか」と問うと，農夫は豚に餌をやりながら「いいよ」と言った．エリクソン先生は本の話を続けながら，無意識に小石を拾って，豚の背中を掻き始めた．少年時代を農家で過ごしたエリクソン先生は，豚がそれを好むことを知っていたのである．農夫は仕事の手を止め，エリクソン先生を夕食に誘い，「豚が好む背中の掻き方を知っている人のことならもっと知りたい」と言って本を買った．

　この物語のメッセージは何であろうか．本の売り方や人の操作の仕方であろうか．そうではない．エリクソン先生は農夫の豚の話を実際に聞くことにより，論理脳では思いつきもしない方法で直感が働く余地を創り出すことができたことである．クラインマン先生が少女の苦痛を尋ね始めた時にも同様のことが起きたと私は考えている．クラインマン先生の尋ね聴く姿勢が，患者とクラインマン先生がお互いにしっかりとその場所に存在することをもたらしたからである．これこそが癒しと Whole Person Care における物語の根源的な役割である．

文献

1 ）Kleinman A. Preface. In：The illness narratives. Suffering, healing & the human condition. New York：Basic Books, 1988. p.XI–XV.

2 ）Kleinman A. The illness narratives. Suffering, healing & the human condition.

New York：Basic Books, 1988.

3） Charon R. Narrative medicine：a model for empathy, reflection, profession, and trust. JAMA 2001；286(15)：1897-1902.

4） Charon R. Narrative medicine. Honoring the stories of illness. New York：Oxford University Press, 2006.

5） White M, Epston D. Narrative means to therapeutic ends. New York：W.W. Norton, 1990.

6） White M, Epston D. Chapter 1, Story, knowledge, and power. In：Narrative means to therapeutic ends. New York：W.W. Norton, 1990. p.1-37.

7） White M, Epston D. Chapter 2, Externalizing of the problem. In：Narrative means to therapeutic ends. New York：W.W. Norton, 1990. p.38-76.

8） White M, Epston D. Chapter 4, Counter documents. In：Narrative means to therapeutic ends. New York：W.W. Norton, 1990. p.188-217.

9） Watts AW. The technique of Zen. In：The spirit of Zen. A way of life, work, and art in the far east. New York：Grove Press, 1960. p.65-82.

10） Yamada K. Case 5, Kyōgen's man up a tree. In：The gateless gate. The classic book of Zen Koans. Somerville：Wisdom Publications, 2004. p.31-34.

11） Shannon WH. Chapter 8, Zen and the birds of appetite (with some reflections on Merton's Asian journey). In：Thomas Merton's dark path. The inner experience of a contemplative. Toronto：McGraw-Hill Ryerson, 1981. p.189-217.

12） Rosen S, editor. Chapter 3, Trust the unconscious. In：My voice will go with you. The teaching tales of Milton H. Erickson. New York：W.W. Norton, 1991. p.57-74.

第14章

デジタルメディアと医療

> メディアはメッセージである.
>
> マーシャル・マックルーハン
> (Marshall McLuhan：1911 年〜 1980 年，カナダ出身
> の哲学者，文明批評家．メディア論を展開)

　同僚のマーク・スミロビッチ先生 (Mark Smilovitch) は，医学部 1 年次の約 180 名の学生に，循環器内科での癒し人に関する講義を始めようとしていた．私はこれまでにスミロビッチ先生の講義に参加したことがあるが，それは素晴らしいものであった．事前によく準備された医学的観点から心電図のスライドや冠動脈閉塞の動画を学生に見せた後，患者が体験を語るウェブサイトを視聴させる．そして，心臓を時限爆弾に見立てている医療広告のスライドを示しながら，映像と主要語句の重要性を強調する．最後にスミロビッチ先生が診ている冠動脈疾患の患者に，実際に自分自身の体験を学生に語ってもらっている．

　非常によい講義で，講義室の後ろで楽しく聞かせてもらおうと思っていた．しかし，その日はいつものようにはいかなかった．プロジェクターがうまく作動しなかったのである．問題を解決しようと試みたがうまくいかず，スミロビッチ先生はプロジェクターなしで講義をすることになった．結果はどうであったか．その日の講義はいつもより優れたものになった．学生も私もより熱心に聞き入り，スミロビッチ先生は時折苦労する場面もあったが，メッセージがはっきりと伝わったのである．

　しかし，資料が少なかったにもかかわらず，よりはっきりと伝わったのはなぜで

あろうか．逆にスライドや動画などの資料が多くても，伝わることが少ないということがあるのはなぜであろうか．その答えは，医療におけるデジタルメディア（digital media：機械による読み取りが可能な記録形式でコード化されたメディア．コンピューター上で作成，閲覧，配信，修正，保存が可能）による効果と同じである．電子カルテや電子医療機器を推進することは間違っていない．そうすることで情報はより多くなる．多くなることは，同時に少なくなることでもある．多くなることと少なくなることに取り組むことが，医療と Whole Person Care において重要かつ未解決の課題である．

白い蛇

White Snake

　Whole Person Care の白い蛇が表す「治療」では，デジタルメディアは概して好ましい影響を与える．患者の検査結果，CT の画像や報告書をすぐに見られることには意味がある．医師が殴り書きした判読できないものよりも，きれいに印刷された報告書のほうがありがたい．患者の記録は，どの医療機関を受診しても速やかに利用できることが望ましい．

　しかし，白い蛇の側でも，その効果は必ずしも有益とは限らない．コンピューターで一定の書式に入力することが，いかにうっとうしく，時間がかかることであるかお気づきであろう．関係のない情報を求められたり，表現することを妨げられたりすることがしばしばである．また，（赤色で警告される）必須の項目から抜け出せず，重要と思われる要素が欠けていたり，全体像がわからなかったりする．たとえコンピューターを使用していなくても，このような思考やコミュニケーションが手順の一部となり，医療の白い蛇は破壊的となりうる．

　スミロビッチ先生が診ている患者の物語は問題点を明らかに示した．患者が通勤中に急な丘を歩いて登っていた時，胸部の圧迫感と左腕の灼熱痛がみられた．軽い運動では痛みは起きなかったが，同じ丘を登ると再び痛みが出現した．患者はすぐに心臓に何か問題があるのではないかと思った．これは危険因子のない50代の女

性の労作性狭心症の典型的な症状であった．

　患者は心配になり家庭医を受診し，病院に紹介された．運動負荷試験を受けたが結果は正常であった．患者は「あの丘を登る時とは異なる，運動負荷試験では調べられないのではないか」と思ったが，何かを言える雰囲気ではなかった．「検査の結果，問題ありません」と説明されて患者は家に帰った．手順に従って適切に対処され，チェックボックスにチェックが入れられて終了となった．

　しかし，それでこの話が終わったわけではなかった．幸いにも，患者は気になったままでいたため，しばらくは意識してゆっくりと行動したが，再び同じ丘を登ると同じことが起きたのである．患者は再受診し，冠動脈造影検査を受けたところ，1本の冠動脈が90％狭窄していることが判明し，冠動脈形成術を受けた．

　病気を見逃したことは，デジタルメディアとどのように関係するのであろうか．電子用紙に記入する時に，全体像を表現したり理解したりすることが妨げられる現象があると私は考えている．ダニエル・カーネマン氏（Daniel Kahneman：1934 年〜．イスラエル出身の米国の心理学者，経済学者．判断と意思決定の心理学と行動経済学を研究．ノーベル経済学賞を受賞）は「速い思考（fast thinking）」と「遅い思考（slow thinking）」を分類している [1]．また，ピーター・センゲ氏（p.29）は「反応的思考（reactive thinking）」と「深い思考（deep thinking）」と表現している [2]．デジタルメディアは情報を提供するだけではなく，特定の思考形態を誘発する．そして，より特定の枝葉末節なデータに注意を向けさせ（チェックボックスにチェックを入れるなど），患者の物語や臨床所見の意味を理解するのに不可欠な状況である全体像から注意をそらせてしまうことになる．

速い思考，反応的思考，無思考
Fast Thinking, Reactive Thinking, or Not Thinking

　デジタルメディアが速い思考（複合的な問題に対する短絡的な問題解決 [3]）や反応的思考（メンタル・モデル［mental models：個人が抱えている固定的なイメージや考え方］をダウンロードしてしまうこと [2]）を誘発することについて意見がある．どちらの

思考においても，直感的に素早く判断することが求められる．しかし，コンピューターや電子インターフェースは，私の直感的思考を完全に停止させることに気づいた．チェックボックスにチェックを入れることに気をとられ，自分の思考や判断を放棄している可能性がある．チェックボックスにチェックを入れるだけで，後はコンピューターに任せきっているのではないだろうか．この狭心症の患者の場合，「狭心症の可能性あり」「運動負荷試験にチェック」「運動負荷試験の検査は正常」「患者に説明」「次の問題に移動」のような流れが起きていたのではないだろうか．突然，生命を脅かす可能性のある一連の症状がみられるようになった患者を心配していたのは患者本人であった．

黒い蛇

Black Snake

　医療の二項対立の黒い蛇が表す「癒し」では，デジタルメディアが悪影響を及ぼすことはより明確である．黒い蛇の側での医療従事者の本来の役割は，患者と癒しの関係を築くことである．そして，この点において，デジタルメディアは有用というよりも問題のほうが多いであろう．コミュニケーションの関係性を築く方法がアナログであるとすれば，デジタルメディアの特定の情報は前景ではなく背景でなければならない[4]．医療従事者が自分の話を真剣に聞き，本当に思いやりをもってしっかりと関わってくれることを患者は望んでいる．医療従事者がコンピューターの画面の結果のほうに関心があったり，携帯電話に出て会話が中断されたり，自分が話をしている時にチェックボックスにチェックを入れることに心を奪われたりしていたら，人間として自分が無視されたように感じ，これから先も支援されないと考えてそこから立ち去りたいと思うであろう．これは単に医師や他の医療従事者が学ばなければならないコミュニケーション技術ではなく，患者との真の関係を深めることに関わることである．このことを別の言葉で表現することができる．それは第5章において「調和のとれた態度」(p.53) と表現され，自己，他者，状況の全てに気づいた状態になることである[5]．調和のとれた態度のための重要な一歩は共感

である．つまり，自分の立場をわきまえながら，できる限り患者の立場に立つことができる能力である．そして，デジタルメディアは共感を妨げることが多数報告されている．

シェリー・タークル先生（Sherry Turkle：1948 年〜，米国の社会学者．科学技術と社会との相互作用を研究）は，『会話を取り戻す：デジタル時代の会話力（Reclaiming Conversation：The Power of Talk in a Digital Age)』[6] という素晴らしい本を執筆している．その中でタークル先生は入手可能なエビデンスを基に検討している．この本は，デジタルメディアが登場して以降の米国大学生の共感の変動[7] から，教育における携帯電話による広範囲の弊害[8] まで網羅している．携帯電話がテーブルに置かれるだけで，二人の会話が浅くなるようである[9]．それにもかかわらず，少なくとも私の職場では，診察中に医師は頻繁にコンピューターを参照し記録しているのである．医療の効率性と有用性を改善するために，そのようになったと思われる．

高価値医療
High-Value Medical Care

最近，北米では価値の高い検査や治療に焦点を当てる動きがあり，価値の低い介入よりも価値の高い可能性のある介入を行う傾向にある[10]．価値はアウトカム（患者の満足度を含む）を費用で割るという単純な計算式で求められる．多忙な医療機関において，私たちはほとんど価値のないことや時に明らかに有害なことを行っているように感じている．本当に役に立つことを優先するためにそのようなことを減らす必要がある．カナダでは，この新たな取り組みを推進するために，国民と医療従事者に対するキャンペーンを展開させている[11]．

この高価値医療の議論において，デジタルメディアはどこに当てはまるのであろうか．この質問に答えるためには，単純な質問に答える必要がある．つまり，「医療において最も価値のあることは何か」ということである．検査，治療薬，手術には価値があり，確かに生命を救うことがある．しかし，そのような介入前や介入中に治療に関する意思決定を進め，アウトカムや患者の満足度を特定し，患者と医療

従事者の両者にとっての価値を高めるという側面が医療にはある．その中心的な特徴は，患者と医療従事者の関係性の質である[12]．この関係性は医療の二項対立の「癒し」の側だけでなく，「治療」の側でも非常に重要である．検査や治療は，不安，注意散漫，あるいは「今，何が起きていて，何が最も役に立つか」という内省の中で決められる．患者に質問することを勧め，今後のことを適切に選択できるように促すことが可能となる．そうすることが，患者の満足度を高め，癒しを促すことになるであろう．医療において最も価値のあることは，おそらく患者と医療従事者の関係性の中にあり，そこでデジタルメディアに関する意思決定と評価をしなければならないのである．

デジタルドクター

The Digital Doctor

　ロバート・ワックター先生（Robert Wachter：1957 年〜．米国の医師．病院医学［Hospital Medicine］やホスピタリスト［hospitalist］の指導者）は，『デジタルドクター：医学のコンピューター時代の夜明けの希望，喧騒，害悪（The Digital Doctor：Hope, Hype, and Harm at the Dawn of Medicine's Computer Age）』という素晴らしい本を執筆し，医療におけるデジタル・コミュニケーションの影響の範囲と深さを検討している[13]．医療におけるデジタル革命の最近の成長に関する，専門的な知識と個人的な経験から，ワックター先生は莫大な潜在的メリットと，それから直接派生する驚くべき問題点を指摘している．

　デジタルメディアの最も明確なメリットは，インターネットに接続すれば，どこでも大量の情報を入手できることであろう．このメリットを最も早く活かした診療科は，書類や画像フィルムが不要となった放射線科である[14]．古いシステムに戻ることはないであろうが，新しいシステムで失ったものは大きい．それは患者を診療している医師と放射線科医との個人的，そして学問的な交流である．ワックター先生が研修医だった時，患者の画像フィルムを見ることができる唯一の場所が放射線科であった．毎日そこに集まり，画像フィルムを検討し，互いに学び合った．

　ワックター先生によれば，これが研修期間中の最も豊かな学びの機会となった．今では，放射線科医はコンピューターの前に座り，画像の報告書を作成する．以前のような互いの交流，検討，学び合いはなくなった[14]．

　ここで本質的に失われたものは何であろうか．それは同僚との関係である．そして，医療機関において他の医療従事者との関係も同様である．「唯一の場所が放射線科であった」と述べたが，姿が見えない報告書ではなく，そこは生きて，思考し，交流する人間である放射線科医に出会える場所でもあった．デジタルメディアは，医師，他の医療従事者，経営者，保険者，そして患者の姿が見えないコミュニケーションを促進した．私たちは非常に重要なものを失ったのである．人生を豊かにする重要な関係を失い，大きな機械における孤独な歯車の一つになってしまったようである[15]．

　全ての医療場面における様々な関係の中で最も重要なものである，医師・患者関係以上に大きな影響を与えたものはない．患者を診察しないで得られる情報が増えれば増えるほど患者との時間が減り，コンピューターに向かう時間が増え，患者がいる時でさえコンピューター上の検査結果を見て，記録を入力する時間が増えている．エイブラハム・バルギーズ先生（Abraham Verghese：1955年～，エチオピア出身の米国の医師，作家．米国人文科学勲章を受賞）は，「『iPatient』のほうが『生きた本物の患者』よりも注目を集めている」と述べている[16]．なぜデジタルメディアが生きた人間との交流を妨げてしまうのであろうか．

　それには多くの理由があると思う．1つ目は，莫大な情報量に圧倒され，私たちの認知能力はそれに対処するだけで一杯になることである．ほかのことをする能力がほとんど残っていないのである[17]．2つ目は，私たちの注意をそらしやすいことである[18]．3つ目は，これが最も重要かもしれないが，ストレスがかかると私たちは関わりにおいて本質的に重要な部分を忘れてしまうことである．これは，サティア先生（p.4）の「コミュニケーションの態度」（p.49）でみられる現象である[19]．デジタルメディアが誘発するコミュニケーションの態度は，人間としての自己も他者も存在しなくなる「超理性的な態度」である．これは問題解決だけに焦点を当てることになる．デジタルメディアが登場する数十年前にサティア先生が述べた，「コ

ンピューター的な態度（computer stance）」といえるであろう[20]．サティア先生はおそらく予見していたのであろう．タークル先生が，「デジタルメディアを使用すると共感が低下する」と報告しており，このことがその説明になるであろう．これは社会全体の問題であるが，医師・患者関係と医療の黒い蛇の側に対する深刻な脅威となっていることは明らかである．

解決策

The Solution

　デジタルメディアが医療にもたらした問題にどのようにして効果的に対応すればよいであろうか．まずはその脅威の広さと深さに気づくことである．それは技術革新に反対することではなく，また変化を止めることでもなく，医療に不可欠なことを守るための対策を講じる必要性に気づくことである．ワックター先生は「技術の進歩に伴い，問題は解決し，よりよい状態になる」と考えている[21]．しかし，私はそれほど楽観的には考えていない．技術革新によってどのような恩恵がもたらされようとも，予期せぬ重大な結果を招き，何らかの対処が必要になると予想している．

　その答えは新たな関わり方を模索することと，医療における特定の領域に焦点を当てることにあると思っている．私たちは医療専門家として医療の根源的な側面に焦点を当てる必要がある．それは病気のある人間に対して効果的かつ癒しを促すように関わる能力である[22]．それ以外は全て二次的であり，最優先の目標に対して従属的なものである．個人でも集団でも，デジタル革命に流されるのではなく，助けを求めて私たちのところにやって来る一人ひとりの患者に根源的に関わることを重んじる選択をする必要がある．優先事項と技術の両者を包括する Whole Person Care に取り組むことが，要求されたバランスを達成できる方法であると私は信じている．それはデジタル革命を減速させる方法としてではなく，治療とケアの相乗効果により患者に最大の利益をもたらすためにある．本書の冒頭に引用したマックルーハン氏の言葉は大いに関係がある．患者の助けになり，癒しを促す関係を築き

深めるために最も重要なことは，収集したり提供したりする情報ではなく，そのよ
うな関係を築くために使用する一次的なメディアである．それは姿が見え，個人的
であり，しっかりと向き合った会話であり，双方向の対話のことである．すなわち
アナログ・コミュニケーション（p.44）である．ほかのコミュニケーションの方法
が役に立たないわけではないが，それらは二次的なものであり，それを強調しすぎ
ると双方向の対話からそれてしまう恐れがある．それが，スミロビッチ先生が講義
で起きた思いがけないトラブルを通して発見した，話し手と聞き手の双方向の対話
であるアナログ・コミュニケーションの偉大な力であろう．

文献

1) Kahneman D. Thinking, fast and slow. Toronto：Doubleday Canada, 2011.

2) Senge P, Scharmer CO, Jaworski J, Flowers BS. Introduction. In：Presence. An exploration of profound change in people, organizations, and society. New York：Doubleday, 2005. p.3-20.

3) Kahneman D. Introduction. In：Thinking, fast and slow. Toronto：Doubleday Canada, 2011. p.3-18.

4) Watzlawick P, Bavelas JB, Jackson DD. Chapter 2, Some tentative axioms of communication. In：Pragmatics of human communication. A study of interactional patterns, pathologies, and paradoxes. New York：W. W. Norton, 1967. p.48-71.

5) Satir V, Banmen J, Gerber J, Gomori M. Chapter 4, Congruence. In：The Satir model. Family therapy and beyond. Palo Alto：Science and Behaviour Books, 1991. p.65-84.

6) Turkle S. Reclaiming conversation. The power of talk in a digital age. New York：Penguin Press, 2015.

7) Turkle S. Friendship. In：Reclaiming conversation. The power of talk in a digital age. New York：Penguin Press, 2015. p.137-176.

8) Turkle S. Solitude. In：Reclaiming conversation. The power of talk in a digital age. New York：Penguin Press, 2015. p.59-78.

9) Turkle S. Education. In：Reclaiming conversation. The power of talk in a digital

age. New York : Penguin Press, 2015. p.211–248.

10)　Smith CD, Levinson WS. A commitment to high-value care education from the internal medicine community. Ann Intern Med 2015 ; 162(9) : 639–640.

11)　Canadian Medical Association, University of Toronto. Choosing Wisely Canada [Internet]. 2016 [cited 2016 Dec 19].
　　Available from : http://www.choosingwiselycanada.org/

12)　Saini V. Personal communication on the importance of the relationship between the patient and the healthcare worker. At : 2016 Clinical symposium on high value medical care. Montreal : McGill University Health Centre.

13)　Wachter R. The digital doctor. Hope, hype, and harm at the dawn of medicine's computer age. New York : McGraw-Hill Education, 2015.

14)　Wachter R. Chapter 6, Radiology rounds. In : The digital doctor. Hope, hype, and harm at the dawn of medicine's computer age. New York : McGraw-Hill Education, 2015. p.47–64.

15)　Suchman AL. How we think about organizations : a complexity perspective. In : Suchman AL, Sluyter DJ, Williamson PR, editors. Leading change in healthcare. transforming organizations using complexity, positive psychology and relationship-centered care. New York : Radcliffe Publishing, 2011. p.11–24.

16)　Verghese A. A doctor's touch [Internet]. 2011 July [cited 2016 Dec 19].
　　Available from : https://www.ted.com/talks/abraham_verghese_a_doctor_s_touch

17)　Hallowell EM. Overload circuits : why smart people underperform. Harv Bus Rev 2005 ; 83(1) : 54–62.

18)　Wachter R. Chapter 8, Unanticipated consequences. In : The digital doctor. Hope, hype, and harm at the dawn of medicine's computer age. New York : McGraw-Hill Education, 2015. p.71–92.

19)　Satir V, Banmen J, Gerber J, Gomori M. Chapter 3, The survival stances. In : The Satir model. Family therapy and beyond. Palo Alto : Science and Behaviour Books, 1991. p.31–64.

20)　Satir V. Chapter 7, Patterns of communication. In : The new peoplemaking. Mountain View : Science and Behaviour Books, 1988. p.80–100.

21) Wachter R. Chapter 27, A vision for health information technology. In：The digital doctor. Hope, hype, and harm at the dawn of medicine's computer age. New York：McGraw-Hill Education, 2015. p.257–266.

22) Hutchinson TA, Smilovitch M. Experiential learning and reflection to support professionalism and professional identity formation. In：Cruess RL, Cruess SR, Steinert Y, editors. Teaching medical professionalism. Supporting the development of a professional identity. 2nd ed. Cambridge：Cambridge University Press, 2016. p.97–112.

◆ 第15章

予防と全人

> 多くのものは低い次元では真実であるが，
> 高い次元では馬鹿げたものになる．
> もちろんその逆も然りである．
> エルンスト・シューマッハー
> (Ernst Schumacher：1911年～1977年，ドイツ生ま
> れの英国の経済学者．産業社会での物質至上主義を超
> える哲学と生活様式を提唱．著書に『スモール・イ
> ズ・ビューティフル』がある)

　病気の予防は昔からよいものと考えられている．心臓発作の予防やがんの早期発見（手術や治療が可能な段階）に異議を唱える人はいないであろう．このように，予防を目的とする病気に焦点を当てた対策は常識的であり，実際に効果的である．これに異議を唱えるのは困難であろう．しかし，しばしば常識から逃れるような取り組みがあり，問題となる．予防の限界を理解しながら，全身（whole body）と全人（whole person）に基づく補完的な取り組みを強化・調整する必要があると考えている．

一次予防

Primary Prevention

　病気の予防の限界は何であろうか．まず病気の発現を予防すること（心臓発作を予防するためにコレステロール降下薬を内服することなど）が一次予防の限界であ

149

る[1]．それは，介入と治療薬の費用や副作用を正当化するために病気の危険性が高い人を対象とすることである．危険性が非常に高い人に限定し，十分な利益が見込まれるのであればわかりやすい．しかし，このように介入を限定すると，個人的な危険性が高くない大多数の人々のうちで発症する病気の大部分を見逃すことになるであろう．この現象は「予防パラドックス（prevention paradox）」と呼ばれる[2]．危険性の低い人まで対象を拡大すれば費用（予防の費用と副作用に対する費用の両者）がかさみ，個人の利益は減少するので，一次予防によって多くの病気を予防できるかどうかは明らかではない．さらに，ほかの要因も影響を与える．個々の患者に対する費用対効果を証明するためには，大規模で複雑な研究が必要となる．予防が広まると，（治療薬を支払う）患者，国や第三機関ではなく，大手の製薬会社が必然的に利益を得ることになる．そのような高額の費用を要する研究は，通常，資金提供が可能である大手の製薬会社によって支援されている．臨床試験の方法や処方に影響を与える結果の公表は，個人や公衆衛生にとっての最善であるという視点よりも，利益が優先されて決定される可能性がある[3]．一次予防を判断する場合，個人や公衆衛生に関係しない，そのような影響が存在することを認識しておく必要がある．

二次予防

Secondary Prevention

　次に二次予防の限界である[1]．早期発見と早期治療を目的とした二次予防には，軽症かつ重大でない病気の発見が大きな割合を占める傾向にある．なぜそのようなことが起こるか，同じがんの２つの症例を挙げて説明しよう．１例目は悪性度が高く，極めて進行の早いがんである．診断可能な大きさになってから症状が出現して医師の診察が必要になるまでの期間は３カ月である．２例目は悪性度が低く，進行の遅いがんである．診断可能な大きさになってから症状が出現して医師の診察が必要になるまでの期間は３年である．スクリーニング検査によって発見されやすいのはどちらであろうか．答えは悪性度が低く，進行の遅いがんである．スクリーニン

グ検査で発見された両者の差は 12 倍である！　頻回のスクリーニング検査は重大な病気を特異的に発見するには有用ではなく，軽症で進行の遅い病気を多く発見するという結果になるのである[4]．

　臨床疫学者はこの問題に以前から気づいていた[1]．スクリーニング検査では，初めから軽度の病気の症例を扱うため，いつもよい結果が出るのである．そういうわけで，研究者は無作為化試験（randomized trials）でスクリーニング検査を評価すべきであると主張している．時に無作為化試験の結果に大変驚かされることがある．メイヨー・クリニック（p.112）の有名な研究がある[5]．それは喫煙者を対象として 4 カ月間ごとの胸部 X 線検査と喀痰検査を行うスクリーニング検査群と通常診療の対象群とに無作為に割り付けを行い，比較検討したものである．予想された通り，スクリーニング検査群のほうが，多くのがんが発見され，より多くの手術がなされた．そして，より長く生存したのである．しかし，驚くべきはその後であった．全死亡率と肺がん死亡率は，両群において差がみられなかったのである．スクリーニング検査によって，肺がんと診断された患者数は増加したが，肺がんによる死亡数は変わらなかった．20 年後の追跡調査でも同様の結果であった[6]．

　それではスクリーニング検査は意味がないのであろうか．そうではない．しかし，優れた無作為化試験と単純な疾病モデルの見直しが必要であろう．つまり，予防は（がんであっても，そうでなくても）小さな病気の変化から始まり，徐々に進行し，ある時点から無症状である病気を発見できるようになり，さらに進行して症状や機能障害が出現し，最終的に死に至るという疾病モデルに基づいている．驚くべきことに，スクリーニング検査で発見されたがんは，一定の割合で生命を脅かすものではなかったり[7]，進行しなかったり[8]，自然消退したりする[9]というエビデンスがある．がんやほかの病気の生物学的な特徴は多様であり，スクリーニング検査の費用，その副作用，その後の介入などを考慮すると，早期発見による予防は一部の病気には有効であるが，全ての患者の全ての病気に有効であるとはいえないのである．したがって，病気の危険性があり，スクリーニング検査の恩恵を受ける可能性のある人々を対象として，早期発見と介入を行っていく必要がある．例えば，「マンモグラフィによる乳がんの定期検診は，50 〜 74 歳までの女性において有効

であるが，それより若年あるいは高齢の女性では有効でない」といった推奨につい
て，現在検討されている[10]．また，一次予防と同様に二次予防も対象者を明確に
する必要がある．例えば，高コレステロール血症の治療においては，単にコレステ
ロール値の高低だけでなく，その人の心臓疾患やほかの危険因子も含めて総合的に
判断することが重要である[11]．身体と病気の関係が複雑であるため，病気に焦点
を当てた予防は多くの人にとって必ずしも明確な答えになるわけではない．そこで
ほかの方法が必要になるであろう．それは予防の間隙を埋める補完的なものであ
る．

全身的予防

Whole Body Prevention

　全身と全人に基づいた取り組みが必要であることを私たちは提案している．全身
的予防とは，複雑な有機体である全身に複数の有益な効果をもたらすことである．
定期的に運動することがよい例である．それは，肥満，脂質異常，糖尿病，高血圧
を予防したり，精神機能を改善したり，うつ病を予防したり，心臓疾患や特定のが
んの危険性を低下させたり，骨粗鬆症の進行を抑制したり，運動機能を維持・向上
させたりする．定期的な運動[12]のほかに，全身的に効果がみられるものとして，
健康的な食事（サプリメントではなく良質な食物）[13]，良質な睡眠[14]，ストレスマ
ネジメント[15]（マインドフルネス・ストレス低減法[16]やほかの方法），悪習慣を避
けること（例えば喫煙）などがある．このような取り組みは複数かつ複合的な効果
をもたらすだけでなく，QOLと幸福感（well-being）も向上させるので，行う価値が
あるであろう．予防は長生きすることを第一の目的としていると考えがちである
が，QOLの低下を抑制したり改善させたりすることも重要である．全身的予防は，
この両方を満たすことが可能であろう．それでは全人的予防とは，どのようなもの
であろうか．また，それは全身的予防と同じように魅力的な特徴がみられるのであ
ろうか．

全人的予防

Whole Person Prevention

　全人的予防とは，人生の意味の喪失を防いだり [17]，人生の意味や人間関係を深めたり [18,19] することを目的としている．つまり，病気の予防は長生きを目的とし，全身的予防は長生きと QOL の向上を目的とし，全人的予防は人生の意味に関係し，長生きと深い次元での QOL の向上を目的とするといえるであろう．興味深いことに，これら3つの取り組みは必ずしも一致するわけではないようである．

　フランクル先生 (p.36) の人生と信条を描写した DVD『選択はあなた次第である (The Choice is Yours)』[20] の話を考えてみよう．フランクル先生がオーストリアのウィーンに住んでいた時に，ナチス (Nazis：ヒトラーを党首としてドイツに台頭したファシズム政党) が侵攻してきた．それはフランクル先生や家族を含めたユダヤ人にとって不吉な前兆であった．フランクル先生は米国行きのビザを申請し，承認された．両親をはじめ周囲の人々はこのことを喜んだ．少なくともフランクル先生は助かると思われた．しかし，そうすればウィーンにいる両親をナチスに委ねることになる．フランクル先生はどうしたらよいかわからず，天からの啓示を求めた．ある夜，フランクル先生の父親が破壊されたユダヤ教の礼拝堂から大理石のかけらを家に持って帰ってきた．それは十戒 (Ten Commandments：旧約聖書で神がモーセに与えた十の戒律) の一つであった．父親は「これはどの戒律の一部なのか」とフランクル先生に尋ねた．それは「あなたの父母を敬え．そうすればあなたは，あなたの神，主が与えられる土地に生きることができる」であった．フランクル先生はウィーンに留まり，アウシュヴィッツ強制収容所に入れられ，最終的に生き延びた．そして，強制収容所から解放されて数カ月後に『夜と霧 (Man's Search for Meaning：強制収容所の体験をもとに著したものである．世界的なベストセラーとなり，米国国会図書館の「私の人生に最も影響を与えた本」のベストテン入りをしている)』を執筆した．フランクル先生の両親と妻は強制収容所で亡くなったのである．

　フランクル先生が確実に自分の命を守る方法は，当然取得したビザで渡米することだったと考えられる．しかし，それはフランクル先生の最も深い価値観に反する

ことになったのであろう．この状況においてフランクル先生の命とは何を意味していたのであろうか．単に身体だけでなく，大切な全人，価値観，意味，人間関係を含めた大きな意味があった．命の危険にさらされても，大きな意味で自分の命を守るための唯一の道を選択したのであろう．つまり，私たちは悪い結果を防ぎたいという願望の中で，自分自身の価値観を考慮する必要がある．

　ヒポクラテス的な側面とアスクレピオス的な側面という二項対立の両面の関係性がここでは明らかにみられる（p.44）．ヒポクラテス的な姿勢では，身体的に生きるためにあらゆることを行い，将来を管理しようとする．アスクレピオス的な姿勢では，自分の価値観に重きを置き，人生を楽しみ，身体的に生きることへの執着を少なくする．ここに到達するための一つの方法は，「なぜ長生きをしたいのか」を自問することである．その答えは人によって異なるであろう．私の場合，人生をさらに楽しみ，孫の成長を見守り，遺産を残すことになるであろう．次の問いは「今，その目標に向かって生きているか」である．私の場合，「今，人生を十分に楽しんでいるか」「孫の成長のために自分ができることを十分に行っているだろうか」「遺産を残すことに積極的に取り組んでいるだろうか」となる．驚くほど不思議なことに，これはまさに癒しの過程そのものである．実際，どのような将来が待っているかは誰にもわからないのである．最善の予防策は，将来を予想したり，実際に起こり得ることを避けようとしたりすることではなく，今，何ができるか考え，行動することである．例えば，先ほどの3つの質問に答えてみると驚かされる．「今，人生を十分に楽しんでいるか」に対しては，「そうでもない．何かが起きることを待っている（例えば定年，年齢を重ねること，何か新しいことなど）」となる．「孫の成長のために自分ができることを十分に行っているだろうか」に対しては，「そうでもない．とても大切なことだが，ほとんど考えていない」となる．「遺産を残すことに積極的に取り組んでいるだろうか」に対しては，「何となくそうしているが，具体的には考えていない」となる．目標の達成それ自体が重要なのではなく，この問いに向き合うことが現在の自分のあり方に重大な影響を与えるのである．この問いにより，穏やかに力が湧き出てくるのを私は感じた．この問いは可能な限り健康と幸福を高め，将来何が起ころうとも自分自身を備えさせ，命を守る方法にな

るであろう.

　それでは，健康のための運動はやめたほうがよいのであろうか．そうではない．残りの人生を自分自身のためにさらに楽しめるように，自分に合った方法で柔軟に取り入れるのがよいであろう．一人でジムに通うよりも，テニスクラブに入会するほうがよいかもしれない．どのような運動であっても義務や恐怖ではなく，喜びや楽しみから行うのがよいであろう．食事もいろいろと制限するのではなく，心から楽しんで食物を十分に味わうことに集中するのがよいであろう．心から楽しんでする活動は継続しやすいことが利点である．今この瞬間を心から楽しむことは，深い次元での将来への最善の備えとなるであろう．なぜなら，将来は本質的に不確実であり，予期せぬことが起きるからである．たとえ何が起きてもしっかりと生きることが人生の課題になるであろう．したがって，最善の予防策は，今この瞬間をいかに楽しんで生きるかを学ぶことである．そして，将来は，今この瞬間の連続なのである．結局のところ「悪いこと」が起きるのを避けようとすることは，失敗に終わることになる．さらに「悪いこと」が実は「よいこと」になることがある．重い病気のある患者の体験談によると，より深く，より有意義に生きていることの経験に心を開くことが人生の転機となるのであろう[21].

結　論

Conclusions

　私たちはどこへ向かっているのであろうか．結論としては次のようになるであろう．第一に，無作為化試験による明確なエビデンスがあり，その予防策が対象となる人々の重大な病気を防ぐ効果がある場合に限って病気の予防策を行うのがよいであろう．第二に，全身的予防は複数のシステムだけでなく，ほとんどの場合に健康にも QOL にも有益な効果をもたらすのでよいと考えられる．第三に，全人的予防は第一と第二が実践されている人々に対して大いなる変化を与える可能性がある．

　最後に，自分の深いところにある価値観にどれだけ触れることができるかが，現在と将来の QOL を決めることになるであろう．これは，特に非常に複雑で変化し

やすい人生において避けることのできない不確実性に対し，予防するうえで最も重要なことである．患者は全てのことがつながっている全人であるので，治療と同様に予防においてもヒポクラテス的医療に限定することはできない．私たちはWhole Person Care における予防策についてようやく学び始めたところである．

文献

1) Fletcher RH, Fletcher SW, Wagner EH. Chapter 8, Prevention. In：Clinical epidemiology. The essentials. 3rd ed. Baltimore：Williams & Wilkins, 1996. p.165-185.

2) Rose G. Strategy of prevention：lessons from cardiovascular disease [Occasional Review] BMJ 1981；282：1847-1851.

3) Brophy JM, Costa V. Statin wars following coronary revascularization – evidence-based clinical practice？Can J Cardiol 2006；22(1)：54-58.

4) Black WC, Welch HG. Advances in diagnostic imaging and overestimations of disease prevalence and the benefits of therapy. N Engl J Med 1993；328(17)：1237-1243.

5) Taylor WF, Fontana RS, Uhlenhopp MA, Davis CS. Some results of screening for early lung cancer. Cancer 1981；47：1114-1120.

6) Marcus PM, Bergstralh EJ, Fagerstrom RM, Williams DE, Fontana R, Taylor WF, et al. Lung cancer mortality in the Mayo Lung Project：impact of extended follow-up. J Natl Cancer Inst 2000；92(16)：1308-1316.

7) Helgesen F, Holmeberg L, Johansson JE, et al. Trends in prostate cancer survival in Sweden, 1960 through 1988：evidence of increasing diagnosis of nonlethal tumors. J Natl Cancer Inst 1996；88(7)：1216-1221.

8) Hakama M, Holli K, Visakorpi T, Pekola M, Kallioniemi O-P. Low biological aggressiveness of screen-detected lung cancers may indicate over-diagnosis. Int J Cancer 1996；66：6-10.

9) Zahl PH, Maehlen J, Welch HG. The natural history of invasive breast cancers detected by screening mammography. Arch Intern Med 2008；168(21)：2311-2316.

10) U. S. Preventive Services Task Force. Screening for breast cancer：U. S. preven-

tive services task force recommendation statement. Ann Intern Med 2009 ; 151 (10) : 716-726.

11) Hayward RA, Krumholz HM, Zulman DM, Timble JW, Vijan S. Optimizing statin treatment for primary prevention of coronary artery disease. Ann Intern Med 2010 ; 152 : 69-77.

12) Fletcher GF, Balady G, Blair SN, Blumenthal J, Caspersen C, Chaitman B, et al. Statement on exercise : benefits and recommendations for physical activity programs for all Americans. Circulation 1996 ; 94 : 857-862.

13) Cassileth BR, Heitzer M, Wesa K. The public health impact of herbs and nutritional supplements. Pharm Biol 2009 ; 47(8) : 761-767.

14) Zee PC, Turek FW. Sleep and health : Everywhere and in both directions. Arch Intern Med 2006 ; 66(16) : 1686-1688.

15) Selye H. Stress and the general adaptation syndrome. BMJ 1950 ; 1 : 1383-1392.

16) Kabat-Zinn J. Full Catastrophe Living. Using the wisdom of your body and mind to face stress, pain, and illness. 15th ed. New York : Delta Trade Paperback, 1995.

17) Frankl V. Man's searching for meaning. Boston : Beacon Press, 2006.

18) Harrington A. Chapter 5, Healing ties. In : The cure within. A history of mind-body medicine. New York : W. W. Norton, 2008. p.175-204.

19) Mount B, Boston P. Healing connections : a phenomenological study of suffering, wellness and quality of life. J Pain Symptom Manage 2007 ; 33 : 372-388.

20) Drazen RY. The choice is yours [DVD]. Drazen Productions ; 2001. Distributed by the American Board of Internal Medicine Foundation.

21) Philips D, editor. Heroes. 100 Stories of living with kidney failure, Chap.14. Montreal : Grosvenor House Press, 1998. p.43-47.

第16章

全人に関する科学的根拠

現代のニヒリズムはもはや「無」という言葉を
振りかざさない.
今日,ニヒリズムは「〜にすぎないもの」として
偽装されている.
したがって,人間の現象は付帯現象に変わる.
ヴィクトール・フランクル
(Viktor Frankl:1905年〜1997年,オーストリアの
精神科医.ロゴセラピーの創始者)

　第1章において,妻と私は病室で葉巻をふかし,シェリー酒を飲んで気分がよく
なった時のことを述べた（p.3）が,それを支持する科学的根拠は存在するだろうか.
マウント先生（p.4）が報告している,精巣原発胚細胞腫瘍の進行に伴い全身状態が
悪化していく中で「この最後の1年は私の人生の中で最高の1年であった」と言っ
た患者（p.25）はどうであろうか [1]. 確かに,このような事例報告は,臨床の専門的
経験や患者の価値観に分類されて「科学的根拠に基づく医療（Evidence-Based Medi-
cine:EBM)」に組み込まれる可能性がある [2]. しかし,ディビッド・サケット先生
(David Sackett:1934年〜2015年,アメリカ系カナダ人の医師.EBMの先駆者) が提唱してい
る臨床研究によるエビデンス（best research evidence）には当てはまらないように思
える.医学の任務には様々な側面があり,関係する科学的根拠はおそらく各々異な
るであろう.

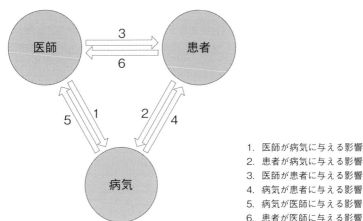

図 16.1　様々な影響と科学的根拠

様々な影響と科学的根拠
Different Kinds of Effects and Evidence

　患者，医師，病気の関係性を検討する場合，各々が双方向性であるため，その影響は**図 16.1** に示すように 6 通りになる．EBM は主として「医師が病気に与える影響」に焦点を当てており，残りの 5 つの潜在的な影響に関しては比較的に研究されていない．つまり，「患者のウェルネス（wellness：全くの健康で輝くように生き生きとしている状態．個人がもつ潜在能力を最大限に活かす機能を統合したもの）が病気に与える影響」「医師が患者に与える影響」「病気が患者に与える影響」「病気が医師に与える影響」「患者が医師に与える影響」がそうである．最後の 2 つは反対に医師に直接影響を与えるものである．これらについて順番に検討していく．

◆ 医師の介入が病気に与える影響

　これは EBM の第一の関心事である．医学的介入の効果には確実な科学的根拠があることが求められている．現実と希望や期待を識別することが第 1 段階である．

新しい化学療法薬，降圧薬，コレステロール低下薬などの効果を確認するためには
この科学的根拠が必要である．EBM では，システマティック・レビューや無作為
対照化試験のメタアナリシスを最上位のエビデンス・レベル（研究の分類による結論の
強さの一般的傾向を順位付けしたもの）に順位付けする[3]．そのような臨床試験の結果は
時に驚くものであったり，有用であったり，明確にしてくれたりする．

　私自身の経験を話したいと思う．私は米国国立衛生研究所の研究班の一員とし
て，慢性閉塞性肺疾患の患者における呼吸筋休息効果についてかつて研究してい
た．医師がこの患者を連れてきて，夜間に人工呼吸器を装着して呼吸筋を休息させ
ると，二酸化炭素分圧と運動耐容能が劇的に改善した．そこで慢性閉塞性肺疾患の
患者を夜間の人工呼吸器の装着群と対照群に無作為に割り付ける，無作為対照化試
験を実施することになった．この試験の対照群では，患者はそれに割り付けられて
いることを知らず，結果に影響を与えないように，対照群の患者にも設定以外は外
観も音も全く同じにして人工呼吸器を装着した[4]．結果はどうだったか．慢性閉塞
性肺疾患の患者の呼吸筋休息効果はみられなかったのである[5]．このように，非対
照研究では効果があるように思われた多くの治療の有効性が，無作為対照化試験を
実施すると効果が否定されることがある．ここで重要なことは，患者の身体への直
接的な効果が明らかになるように，プラセボ効果を取り除いたり制御したりするこ
とである．

◆ 心身医学：患者が病気に与える影響

　患者が病気に与える影響に関しては広く研究されている．アン・ハリントン先生
（Anne Harrington：1960 年～．米国の科学史家）は，著書『内なる癒し：心身医学の歴史
（The Cure Within：A History of Mind-Body Medicine）』の中でこのことを検討している[6]．
ハリントン先生は全ての病気の原因と治癒を組織，血液，生化学などの身体的因子
に帰する現代医学の物理主義（physicalism：この世界の全ての物事は物理的であり，また世
界の全ての現象は物理的な性質に還元できるとする哲学上の立場）の枠組みについて述べてい
る．また，「病気と治癒は，個人的な罪，地域社会の悪，信仰の試練，その他のほ

とんど信じられないようなものによって生じる」と考える伝統的な枠組みとこれを対比している[6)]. さらに, ハリントン先生は第三の見方を提示している. それは, 生物医学における身体的因子のみに限定するものでもなければ, 伝統的な言い伝えでもなく, 身体と心の両者が病気と治癒に影響を与えるという考え方である[7)]. つまり, 人がどのように考え, どのように感じ, どのような人物であるかが, 実際に病気に影響を与えるというものである.

　ハリントン先生は, リンパ肉腫を患ったライト氏 (Wright) の劇的な事例を紹介している[8)]. ライト氏は, クレビオゼン (Krebiozen) という薬に主観的にも客観的にも顕著に反応し, 腫瘍は小さくなった. クレビオゼンの効果に疑問を示す記事が新聞に出た時にライト氏の病気は再発した. ところが, 非常に興味深いことが起きたのである. ライト氏は, 主治医から「新聞の記事は信じないで, より強力なクレビオゼンの投与を受けるべきだ」と説得され, その薬を使うことに再び乗り気になった. そして, クレビオゼンであると伝えられていた蒸留水の注射を受けたところ, 主観的な症状と腫瘍の大きさは初回よりもさらに劇的な変化がみられたのである. ハリントン先生の著書に記載されている, この患者の事例を含めた多くの話により, 心身医学の効果には疑う余地がないように私には思える.

　このような報告にどのように対応したらよいだろうか. まず心身医学を真剣に受け止める必要があると私は思う. それは医療従事者が患者といかに関わるか, また, 患者が病気といかに関わるかが, 病気の経過や生物学的アウトカムに影響を与えることを意味するであろう. つまり, ライト氏のように患者を騙す必要はないが, 医療従事者と患者との関係, また, 患者と病気の関係が結果に影響を与える可能性に焦点を当てた研究が必要である. これらの研究を進めていくためには, まさに過去 20 年間の EBM の学問体系をさらに発展させる必要があるであろう. それには, 臨床試験でプラセボを使用しない無治療群をルーチンとするなどの多くの変革が含まれるであろう. 例えば, 前述の呼吸筋休息効果の臨床試験では, 自宅で人工呼吸器を使用しない患者群を含めていたら, 自宅で人工呼吸器を使用した群と比較してその効果がわかったであろう. その次に, おそらく定性的研究により, 人工呼吸器以外に影響を与える因子の探索が必要であろう. その因子とは, 希望, 提

案，ケアされているという感覚，その他である．たとえ生物学的アウトカムに何も
影響を与えることがなくとも，このような効果に焦点を当てながら医療の一部を構
成することは価値があるであろう．それが Whole Person Care に関連する科学的
根拠となる第三の道に通じるであろう．

◆ 医師の存在が患者に与える影響

　医師の存在が患者に与える影響には様々な次元がある．まず苦しんでいる時に誰
かがいてくれるということは，慰めと励ましになるであろう．数年前，私の娘が甲
状腺の手術を受けた時のことである．麻酔から覚めた時にベッドサイドに座ってい
た外科医が，娘の手を取り手術中のことを説明してくれた．娘は今でもこの医師の
話をする．おそらく医師を評価する一つの次元は，受けた治療とケアに対する喜び
と満足であろう．多くの医療機関では，患者に関わった医療従事者の医療を評価す
る指標として患者の満足度調査を使用している [9]．

　この患者の満足度調査は，医師・患者関係が機能しているかどうかという科学的
根拠としてわかりやすく，その点に関してはよいものである．しかし，重要な問い
には答えていない．満足度調査は，教育が正しくなされているかどうかという科学
的根拠として，学生が教官を評価することと類似している．教育において，学生が
目標を達成しているかどうかが重要であり，教官もそれを知りたいと思っている．
医師・患者関係でも同様である．言い換えれば，医師・患者関係はただ良好であれ
ばよいのではなく，目標が達成されているかどうかが重要なのである．

　医師・患者関係あるいは医療従事者と患者との関係における主要な任務は，癒し
を促すことであるといえる [10]．癒しとは，病気やけがを通して人間として成長す
ることである [11]．病気がよくなることが望ましいが，たとえよくならなくても，
人間として成長することに私たちは関心がある．どのようにしたら病気やけがを通
しての成長を測定できるであろうか．これは疑いなく困難な課題であり，私の知る
限り，公的に研究されたことは医学文献上ないようである．一人ひとりの成長は当
然大きく異なるので，その測定はナラティブの形式をとることになるであろう．病

気と癒しの体験の物語は，医学会やアルコホーリクス・アノニマス（p.8）などの団体から出版されている[12,13]．このような物語は病気に対する癒しを説得力のある形で明らかにしてくれるが，癒しに対する医療従事者の寄与や癒しの障壁などを評価するためのさらなる質的研究が必要であろう．さらに，私たちは癒しの効果があるとして，その効果を生み出すのに最も重要なことは何なのかを医療従事者との人間関係において知りたいと願っている．そのような知識がなければ，常識的に重要と思われるコミュニケーションと人間関係について，私たちの仮定を支持する科学的根拠のないまま教育していることになる[14]．特定の治療的アプローチよりも，共感，優しさ，治療的関係のほうがアウトカムに対する重要な決定因子となるという心理学的な研究報告がある[15]．現在，学習可能な技術として「コミュニケーション中心の医療」や「関係中心の医療」を主に教育している[14]．しかし，特定の技術を学んだかどうかではなく，重要な鍵は医療従事者の根底にある態度や意図なのであろう．

◆ 病気が患者に与える影響

　病気が患者に与える影響はそもそも医学的な介入が行われる主たる理由であり，様々な病気の患者の QOL に関する研究が行われている．重篤な病気が患者の QOL に与える影響は，医療従事者の予想よりも，さらに健康時の患者自身の予想よりも少ないようである．病気になると患者が評価する QOL は変化するが，そのような現象は反応シフト（response shift）と呼ばれる[16]．障害のある患者の主観的な QOL の研究結果は驚くべきものであったり，直感に反するものになったりする[17]．この課題に対するアプローチは，包括的 QOL（global QOL）を測定することではなく，対象者の健康感（sense of well-being）に関係すると考えられる病気特異的な影響に焦点を当てることである[18]．病気と QOL の関係における構成要素と時期を明らかにするために，この複雑な関係をより深く検討することが効果的なアプローチとなるであろう．具体的な例を挙げると，「透析を導入する末期腎疾患の患者の主観的な QOL を決定する因子は何か」「QOL は経時的にどのように変化するか」「その影響

をいかに緩和することができるか」などを知ることが重要である．Whole Person
Care における主たる目的が病気による苦悩を緩和することであれば，このような
情報を提供することがその実践のための重要な科学的根拠となるであろう．

◆ 病気や患者が医師に与える影響

　病気や患者が医師に与える影響に関してはある程度研究されているが，主として
否定的な影響に関するものである．病気が医師に与える直接的な影響は，医療環境
に関する広範囲なものの一部であるが，燃え尽き症候群を引き起こす危険性があ
る[19]．患者の苦悩が医師に与える影響は，共感疲労（compassion fatigue）の範疇で研
究されてきた[19]．これは重要な研究領域であるが，この現象は肯定的な影響につ
いても研究してバランスをとる必要がある．カーニー先生（p.4）が指摘しているよ
うに，苦悩と向き合うことにより癒しが患者と医師の両者にもたらされる可能性が
ある．これは QOL の低下ではなく向上となる[20]．治療の成功による満足感，医学
的な処置の成功，自己効力感の向上，患者や同僚からの肯定的な反応など有益なこ
とは多くあるが，今の医療環境で勤務し治療している医師に与える病気の肯定的な
影響に関する研究は，私の知る限りではないようである．このような影響は，専門
領域，医療環境，医師の経歴の段階などの要因が関係しているかどうかを明らかに
する必要がある．通常は，バランスをとるために，臨床における医師に対する否定
的な影響と肯定的な影響の両方を研究する必要がある．このように医師に対する影
響を研究することは，患者に関する研究を補完するものであり，医療文化の研究と
いう大きな枠組みの一部でもある．

臨床の文化
The Culture of Clinical Practice

　上述のアプローチは，医療文化の役割である「ホリスティック・アプローチ（ho-
listic approach）」によって補完される必要がある．なぜなら，医師，看護師，その他

の医療従事者，そして最も重要である患者が医療環境において人生を生きており，各々の役割を果たしているからである．還元主義では，独立して改善させることに意味があると考えるため，新しいアプローチや技術を導入することは極めて容易である．しかし，医療文化では，その悪影響を見落とす可能性があり，それが別の問題を引き起こすことになる．医療文化が生き物であれば，現在と未来があり，日々の出来事を伝達し，維持する過去もある．このような認識は重要である．なぜなら，国や民族の文化を語る時，過去とのつながりが重要であることを認識しているからである[21]．医療においても同様のつながりを保つことは重要であるが，不適切あるいは有害であるとして退けるのは比較的容易である．例えば，医療が医師中心で，患者の必要性を考慮しなかった後悔すべき時代があったが，現状はそこから回復し感謝すべきものとなっている．ミカエル・ブリス氏（Michael Bliss：1941 年〜2017 年，カナダの歴史家，作家）が執筆したオスラー先生（p.63）の伝記[22]を読むと，オスラー先生は 100 年以上も前に人としての患者に向き合う，知識が豊かで優れた医師であったことがわかる．私は 21 世紀の医療においてもオスラー先生のような臨床医によって表わされる英知が存在すると信じている．同時にそのような英知を無視する過激な運動もある．それは国や民族にとって英雄的な創始者とのつながりを断ち切り，文化の崩壊，アイデンティティの喪失，そして苦悩をもたらしかねないものである．私たちは医療文化の過去と現在について学ぶ必要がある．そうすることにより，新しい技術と新しいアプローチを効果的に統合した最善のものを未来にもたらすことが可能になる．そのためには，医療制度において，患者だけでなく医療従事者も含めた全ての人を全人として対応することに関係する「6 つの影響」（図 16.1）についてのより包括的な評価法が必要である．なぜなら，医療制度における全ての人々のウェルネスが，Whole Person Care を提供する能力において重要な役割を果たすことになるからである．

文献

1 ）Cohen SR, Mount BM. Quality of life in terminal illness：defining and measuring subjective well-being in the dying. J Palliat Care 1992；8：40-45.

2 ）Sackett DL, Straus SE, Richardson WS, Rosenberg WMC, Haynes RB. Evidence-based medicine. how to practice and teach EBM. 2nd ed. Edinburgh：Churchill Livingstone, 2000.

3 ）Sackett DL, Rosenberg WMC. The need for evidence-based medicine. J R Soc Med 1995：88：620-624.

4 ）Shapiro SH, Macklem PT, Gray-Donald K, Martin JG, Ernst PP, Wood-Dauphinee S, et al. A randomized clinical trial of negative pressure ventilation in severe chronic obstructive pulmonary disease：design and methods. J Clin Epidemiol 1991：44(6)：483-496.

5 ）Shapiro SH, Ernst P, Gray-Donald K, Wood-Dauphinee S, Spitzer WO, Martin JG, et al. Effect of negative pressure ventilation in severe chronic obstructive pulmonary disease. Lancet 1992：340：1425-1429.

6 ）Harrington A. The cure within：A history of mind-body medicine. New York：W. W. Norton, 2008.

7 ）Harrington A. Introduction. Stories, science, and culture under the skin. In：Harrington A, editor. The cure within：A history of mind-body medicine. New York：W. W. Norton, 2008. p.15-30.

8 ）Harrington A. Chapter 1, The power of suggestion. In：Harrington A, editor. The cure within：A history of mind-body medicine. New York：W. W. Norton, 2008. p.31-66.

9 ）Centers for Medicare & Medicaid Services, Baltimore, MD. Hospital Consumer Assessment of Health Providers and Systems (HCAHPS) [Internet]. 2016 [cited 2016 Aug 15].
Available from：https://www.hcahpsonline.org

10）Hutchinson TA, Mount BM, Kearney M. Chapter 3, The healing journey. In：Hutchinson TA, editor. Whole person care：A new paradigm for the 21st century. New York：Springer, 2011. p.23-30.

11）Hutchinson TA, Brawer JR. Chapter 4, The challenge of medical dichotomies and the congruent physician-patient relationship in medicine. In：Hutchinson TA, editor. Whole person care：a new paradigm for the 21st century. New York：

Springer, 2011. p.31-44.

12) Phillips D, editor. Heroes. 100 stories of living with kidney failure. Montreal：Grosvenor House Press, 1998.

13) Alcoholics Anonymous Big Book. 3rd ed. New York：Alcoholics Anonymous World Services, 1976.

14) Boissy A, Gilligan T, editors. Communication the Cleveland Clinic Way. How to drive a relationship-centered strategy for superior patient experience. New York：McGraw-Hill Education, 2016.

15) Lambert MJ, Barley DE. Research summary on the therapeutic relationship and psychotherapy outcome. Psychother Theory Res Pract Training 2001；38(4)：357-361.

16) Wilson IB. Clinical understanding and clinical implications of response shift. Soc Sci Med 1999；48(11)：1577-1588.

17) Albrecht GL, Devlieger PJ. The disability paradox：high quality of life against all odds. Soc Sci Med 1999；48(8)：977-988.

18) Guyatt GH, Feeny DH, Patrick DL. Measuring health-related quality of life. Ann Intern Med 1993；118(8)：622-629.

19) Kearney MK, Weininger RB, Vachon MLS, Harrison RL, Mount BM. Self-care of physicians caring for patients at the end of life. "Being connected... a key to my survival". JAMA 2009；301(11)：1155-1164.

20) Kearney M, Weininger R. Chapter 10, Whole person self-care：self-care from the inside out. In：Hutchinson TA, editor. Whole person care：A new paradigm for the 21st century. New York：Springer, 2011.

21) Davis W. The Wayfinders：why ancient wisdom matters in the modern world. Toronto：House of Anansi Press Inc, 2009.

22) Bliss M. William Osler：A life in medicine. Toronto：University of Toronto Press, 1999.

◆ 第17章

医療の組織

人こそ最も重要な資源である.
それに気づかず,
それを踏まえて生きることを選択しない人は,
多くの企業や組織において代価を払うことになる.
チェズレイ・サレンバーガー
(Chesley Sullenberger：1951 年〜，米国の航空機の機
長．空軍を経て民間航空機のパイロットとして長く勤
務．2009 年にハドソン川への不時着水を成功させた)

　Whole Person Care および「治療」と「癒し」の強力な二項対立は，医療の組織
化に影響を与えるであろうか．そうであると私は信じている．二項対立の両面が等
しくそれに寄与すると考えている．

治療とヒエラルキー

Curing and Hierarchy

　治療的アプローチを組織化すれば，心臓手術の治療成績や腎不全患者の生存率な
どの特定の結果を優先することになる．組織において，人はその目標に対する貢献
度で評価される．そして，誰が誰に対して報告義務があるかを明確にしたヒエラル
キー構造が必要となる．組織の中でうまくいかないことがあれば，人，行為，不履
行などの問題の原因を探し，問題解決に努める．組織では概して管理が求められ，
よい管理者とは，効果的に組織を管理し目標達成できる人である．

　ここでは，サティア先生（p.4）の「ヒエラルキー・モデル（hierarchical model）」について述べる[1]．多くの医療機関では，それは通常の運営方法であり，特定の成果を達成するには優れた有効なモデルのようにみえる．しかし，患者のケアにおいて全ての医療機関でそれが実践されれば，深刻な問題に陥る．サティア先生が指摘しているように，ヒエラルキー・モデルを組織に対する唯一のアプローチとして採用することは，個人，人間関係，世界観，変革への態度に影響を与える[1]．これらについて順を追って考えていく．

◆ 個人の価値

　ヒエラルキー・モデルでは，人間の価値は仕事の重要性によって決められている．つまり，医師は検査技師よりも重要と認識される．ある仕事の重要性が低いと考えられたら，その低い重要性はその人自身にも当てはめられてしまうのである．当然のことながら，それは自分の価値とやる気の両者を低下させることになるであろう．燃え尽き症候群の要因に注目すると[2]，この数十年間，燃え尽き症候群が増加している[3]．医療機関において，人の価値を評価するヒエラルキー的なアプローチの増加が，その原因となっている可能性がある．

◆ 人間関係

　厳格なヒエラルキーの組織では，上下関係があり，トップが情報と指示を出す．医師としての私の経験では，患者に関わっている現場の人々は，大きな病院でのトップダウンによるマネジメントによって苛立ち，話を聞いてもらえず，仕事で支援されず，妨げられていると感じている．多くの組織では，マネジメントは臨床現場からますます離れてきている．これは単に心理的距離だけでなく，物理的距離も遠くなっている．管理者は臨床現場から何キロも離れた町の別の建物にいて，めったに病院で姿を見かけることはない．ヒエラルキーの組織におけるトップダウンによるコミュニケーションでは，ほとんど例外なくデジタル媒体で部長に伝達・指示

され，部長はスタッフにそれを伝達・指示する形態をとっている．それは相互関係ではなく，双方向の会話やボディランゲージによるコミュニケーションの余地はほとんどない．先日，私はある会議に出席した．ある地域で気管支鏡検査の患者数が増加したため，「別の検査室が緊急に必要である」と医師が発言したところ，「要望は『企業目標』に適合しているか否かで評価する」と管理者が返事したのであった．

◆ 因果関係

　ヒエラルキー・モデルの特徴は，世界を直線的に捉えることである．AはBの原因であり，BはCの原因であるというものである．人間をこのような因果関係で単純化することは，公衆衛生や疫学においては比較的うまくいく．例えば，禁煙による肺がんの予防が可能になるため，喫煙が肺がんの原因になることを解明することは重要である．しかし，このような単純化では，ある病気の原因（喫煙，食事，遺伝，その他）の合計が100％を超えることになる．実際，病気の原因は多数あり，重複しているため，理論的には無限となる[4]．このような単純化をマネジメントに当てはめるとどうなるであろうか．ある組織の文化において複数の要因を考慮しないで単純化すると，過労，コミュニケーション不足，不十分な資源，協力的でない人間関係などの悪い結果につながる可能性がある．単純化は原因や責任者を探し出し非難する．患者が受けている医療に対して不満を言うと，たとえ多数のほかの要因が関係していても，その責任者が特定される．その結果，非難と保身の文化となり，ケアの文化がさらに損なわれていくのである．

◆ 変　化

　ヒエラルキー・モデルの最後の特徴は，根本的な変革に抵抗を示す傾向がみられることである．組織は特定の使命感があり真の変革の先駆者となり得る特有の機会を逸する傾向がある．例えば，患者と関係性を築くのに特に優れており，緩和ケア

チームが提供するケアの重要な鍵となっている受付係がいたとする．病院が全ての
医師と診療科の予約を扱う中央予約部門を創設して効率化を図ることを決断する
と，院内の患者と緩和ケアチームの関わりや活動の発展を担う，先ほどの受付係の
ような重要な人物を失うことになる．また，院内での患者対看護師比を均一にしな
ければならないため，緩和ケア病棟のスタッフはフラストレーションを感じること
になる．真の根本的な変革の秘訣は，どの組織でも起こり得る新しい発展に心を開
いていくことである．しかし，厳格なヒエラルキーの組織は，そのような機先を制
する機会を逃し，失望させる．次に，成長する機会を活用する補完的な組織の枠組
みをみていく．

癒しと成長

Healing and Growth

「治療」がサティア先生の「ヒエラルキー・モデル」に対応するように，「癒し」
はサティア先生の「成長モデル（growth model：①古い現状，②抵抗，③カオス，④変容，
⑤統合，⑥新しい現状から構成される）」を説明する 1 つの方法である．組織において成
長モデルがどのような効果をもたらすかをみていく．

◆ 空想の話

ある日，職場（マギル大学医療センター）に行くと全てが変わっていた．地下鉄の駅
の通りを抜け病院に向かって歩いて行く途中で，数名の同僚が反対側からやって来
るのに気づいた．同僚たちは皆笑顔でとても親しそうに見え，私は驚いた．一瞬，
モントリオール・カナディアンズ（Montreal Canadiens：カナダ・ケベック州モントリオー
ルを本拠としているナショナルホッケーリーグ所属のプロアイスホッケーチーム）が試合に勝っ
たのかと思った．優勝してスタンレー・カップ（Stanley Cup：北米プロアイスホッケー
リーグにおいて，プレーオフトーナメントの優勝チームに与えられるトロフィー）を手に入れる
ほどのことがなければそのような影響はないし，そもそも今はアイスホッケーの時

期ではない．そう思った時に音楽が聞こえてきた．通りの端に近づくにつれ，その音楽は大きくなっていった．その音楽は病院の正面にある広場から聞こえてくるようだったので，地下駐車場を通らず階段を使って地上に行くことにした．病院の正面にある開放的な構造のドームに，ヴィヴァルディ（Antonio Vivaldi：1678 年～1741年，ヴェネツィア出身のバロック後期の作曲家）の「四季」を演奏している人々がいた．病院のアトリウムに置かれたグランドピアノでクラシック音楽が演奏されていたメイヨー・クリニック（p.112）の光景と同じような状況であった．これを見て驚いた自分に気がついたが，おそらく驚くことではなかった．なぜなら，ここはウィリアム・オスラー先生（p.63）の発祥の地だったからである [5]．

　自分のオフィスに歩いていきながら，誰かが飲料水に何かを入れたのではないかと思った．普段はよそよそしかったり，おどおどした態度をとったりするのに，一夜にして心を開き，親近感がわく人々に変わったようであった．医学部の教授会に参加すると，全員が熱心に関心をもち，新しい可能性を探求し，積極的に取り組もうとしていた．その時，患者によりよいケアを提供しようとする私たちの願いは，全て達成されるように思えた．誰かの考えが退けられることはなかった．全員が同じ意見というわけではなかったが，前進するための有益な提案をするために，お互いをより深く理解しようとしていた．その日の議題は，糖尿病や高血圧などの一部の慢性疾患患者の外来診察を大学病院の外部の診療所に移して連携するという保健省の提案にどのように回答するかであった．保守的になったり危惧したりする姿勢はなく，創造力を発揮しながら患者にもマギル大学にも有益となる複数の修正案を考えた．会議は活気に満ち，将来に対する希望を私は感じた．

　この素晴らしい日に何が起きたのであろうか．誰かが飲料水に何かを入れたのであろうか．ある意味ではそうかもしれない．ただし，飲料水ではなく，人々の心に入れたのである．ここまでの話は全て空想である．しかし，サティア先生の成長モデルを取り入れたら，このようなことが可能になるであろう [1]．

◆ 価値ある人

　成長モデルでは，地位，専門性，功績に左右されない内的な価値観を，全ての人が等しくもっているとされる．間違いや失敗によって脅かされることのない自尊心が全ての人にあるとしたらどうなるであろうか．社会において自分自身の価値観が尊重され，恐れることなく最善を尽くすことができるとしたらどうなるであろうか．緩和ケアが終末期患者に提供しようとしているものは，そのようなものである．ソンダース先生（p.22）が「あなたはあなたであるから重要なのです（You matter because you are you.)」と言っている[6]が，私たちはこの恩恵を受けるには終末期まで待たなければならないのであろうか．

◆ 相互関係

　成長モデルの相互関係は，価値ある人の上に築かれる．組織において全ての人が等しく内的な価値観をもっているのであれば，人間関係はお互いの尊重の上に成り立たなければならない．それは盲目的に指示に従うことに終止符を打ち，組織のどの階層の人でも，独自の視点からの特有の洞察に耳を傾けられることを意味する．そうすることにより，多くの情報と深い洞察に基づいて意思決定がなされることになる．航空業界では，安全性に関して成長モデルのこの点をすでに取り入れている[7]．このような取り組みがもたらす利点は，組織において大いなる創造性を生み出し，結果として肯定的な成長と発展が生まれることであろう．

◆ 一つではない原因

　問題の原因が一つではなく，複数の相互作用によるものであることに気づくと，原因を究明したり責任者を非難したりするのではなく，関連する多くの要因に心を開くことになる．私たちの行動は抑制されることにはならない．実際，問題解決のために行動すべき領域が常に複数あることがわかれば，最も成功する可能性が高

く，経済的にも人的資源においても安価な，一つあるいは複数の介入を選択する創造的な方法を探し出すことになる．例えば，ある看護師が患者の生命に関わるミスを繰り返している場合，その看護師を問題として捉え，その看護師の行動を変えようとする対応がある．それが不可能であれば，その看護師を組織から移動させる対応がある．さらに，別の対応としては，ミスが起きた状況を注意深く検討し，別の原因を突き止め，効果的な介入を見つけ出すことがある．この場合，ミスを犯した人に対して懲罰的あるいは是正的な措置をとることもとらないこともあり得る．職場での注意散漫，多すぎる仕事量，支援するスタッフの不足などの問題を改善することに焦点を当てることがよいかもしれない．

◆ 成長と変革に心を開くこと

　明確な目標と計画が成長と変革を促進する方法と考えられているかもしれない．しかし，計画者のビジョンは，プロジェクトの開始時にあらかじめ決められているため，その変革には限界がある．多くのプロジェクトでは，真の成長と大きな変革は開始時には予期しなかった形で起こることを経験している．成長モデルでは，このように実生活において突発的に起きる，予期せぬ機会に心を開いておく必要がある．科学では，セレンディピティ（serendipity：別のものを探している時に偶然に素晴らしい幸運に巡り合ったり，素晴らしいものを発見したりすること．英国の作家ホレス・ウォルポール［Horace Walpole］が 1754 年の書簡で使った造語）といわれる．アレクサンダー・フレミング先生（Alexander Fleming：1881 年〜 1955 年，英国の細菌学者）が細菌培養中にペニシリンを発見したこと [8] や，ダーウィン（Charles Robert Darwin：1809 年〜 1882 年，英国の自然科学者）がビーグル号での航海中に進化論を発見したこと [9] などがそうである．これらの発見は事前に計画したものではなく，プロジェクトの進行中にアイデアが湧いたり気づいたりしたものである．組織やマネジメントにおいて新しいことを学ぶためには，謙虚さと心を開くことが必要である．そうすれば，限界のある目標や計画によって妨げられることはなく，組織の真の成長と大きな変革をもたらすことが可能になるであろう．

ヒエラルキーと成長

Hierarchy and Growth

ヒエラルキー・モデルから成長モデルへ完全に移行すべきであると本気で勧めているのかというと，そうではない．責任の範囲を明確にしたり，一部の問題解決を単純化したり，期待する変革の方向性を示したりするためには，ヒエラルキー・モデルの特性を活用する必要がある．同時に，このモデルは，成長に対して心を開くことで補完する必要がある．自分自身と組織を最大限に活かすためには，ヒエラルキー・モデルと成長モデルの両方が同時に必要である．組織は様々な問題と課題に直面しなければならない．ヒエラルキー・モデルを重視する組織もあれば，成長モデルを重視する組織もある．

◆ 単純な問題，複雑な問題，複合的な問題

医療は明らかに単純な問題，複雑な問題，複合的な問題（p.35）が多く絡み合っている[10]．「治療」と「癒し」の違いを前述したが（p.44），ここでもよく当てはまる．治療は単純な問題（感染症に対する抗菌薬）や複雑な問題（心臓手術）に，癒しはほとんど複合的な問題（二人の人間関係）に適する傾向がある．サティア先生のヒエラルキー・モデルと成長モデルも同様である．ヒエラルキー・モデルは生活を単純化したり，複雑な階層における責任を明確にしたりするが，成長モデルは複雑な人間関係に適合する．組織の責任者は一連の目標と計画を立て，実行するために明確な指令を出す必要がある．同時に，責任者は組織の全てのレベルで働いている人々が最善を尽くすことができるような文化を促進し，医療に内在する予知できない技術的・人的な課題に対応できるようになる必要がある．近年，医療機関においてサティア先生の成長モデルの考え方を導入しようとする新しい動きがある[11]．

◆ アプリシエイティブ・インクワイアリー

デビッド・クーパーライダー先生（David Cooperrider：1954年〜，米国のケース・ウェスタン・リザーブ大学ウェザーヘッド経営学部の教授）は，アプリシエイティブ・インクワイアリー（appreciative inquiry：アプリシエイティブは「真価がわかる」「価値を認める」，インクワイアリーは「探求」「質問」などを意味し，ポジティブな探求や問いによって，組織や個人における強み，真価，成功要因を発見し，認め，それらの価値の可能性を最大限に活かして成果が上がるようにするもの）というアプローチを開発した[12]．そのアプローチは，組織の問題からではなく，すでにうまくいっていることから始めるのである．ボストンにある病院の救命救急室での介入の優れた例がある[13]．この救命救急室で実施された患者満足度調査の結果は極めて悪かった．問題に基づくアプローチであれば，患者の主要な訴えに焦点を当て，それを是正する方策をとるであろうが，実際には，それとは逆のアプローチがとられた．患者満足度調査の結果は，否定的なコメントを削除してからスタッフにフィードバックされた．つまり，救命救急室のスタッフが確認したのは自分たちができていることであった．スタッフは励まされ，患者が感謝していることをさらに取り組むことにした．その結果，患者満足度調査は劇的に改善した．このアプローチは，主として単純な問題や複雑な問題としての患者満足度に焦点を当てるのではない．むしろ，正真正銘の肯定的なフィードバックによって達成感や自己効力感が生まれ，複合的な問題に対する動機と活力がもたらされ，望ましい変化が起きたのである．

◆ 自己決定理論

アプリシエイティブ・インクワイアリーの有効性は，ポジティブ心理学（positive psychology：一人ひとりの人生や，自分たちの属する組織や社会のあり方が，本来あるべき正しい方向に向かう状態に注目し，そのような状態を構成する諸要素について科学的に検証・実証を試みる心理学の一領域）における新たな進展に適合する．それは自己決定理論（Self-Determination Theory）である[14]．この理論によると，人が変化したり，新しい行動

に取り組んだりすることに影響を与える要因は 3 つある．1 つ目は新しい活動を実行する能力があると感じる必要があること，2 つ目は新しい行動を実践することを心から決める必要があること，3 つ目は新しい行動を実践する際に個人的に支援されていると感じる必要があること [11] である．

アプリシエイティブ・インクワイアリーと自己決定理論の 2 つの技法をうまく組み合わせれば，動機づけられ相応しく応答できる職場環境を生むことが可能になるであろう．そして，これは，主にトップダウンではなくボトムアップからの専門性と成長を目指すもう一つのアプローチであるポジティブ・デビアンスにうまく適合する．

◆ ポジティブ・デビアンス

ポジティブ・デビアンス（positive deviance）では，組織を変革し成長させる専門性は組織の中にすでに存在しているとしている [15]．必要なことは外部の専門家が助言することではなく，組織内の現場で経験している人々が自分たちの資源を結集して改善するために提案できる制度を導入することである．アプリシエイティブ・インクワイアリー，自己決定理論，ポジティブ・デビアンスの 3 つのアプローチを統合することにより，お互いが強められ，現在あるものを最大限活用しながら，職場でのやる気を高め，現場での現状に応じた提案をもとに組織の成長が促進されることが可能となるであろう．

全人的運営
Whole Person Administration

このように，医療や他の領域におけるポジティブ心理学に基づく新しいアプローチは「関係性中心の運営（relationship-centered administration）」という言葉が使用される [16]．複合的な組織の成長を決めるものは，結局のところ人々の人間関係なのである．しかし，ヒエラルキー・モデルも重要な役割を果たす．ここに医療における

「治療」と「癒し」の類似性がみられる．患者が医療機関で病気の治療を求めるように，政府や資金提供者は経営者に明確な目標，具体的な計画，詳細な予算，最終期限を要求する．それが医療におけるヒエラルキー・モデルである．そのような枠組みの中で関係性に焦点を当てながら，組織における個人の価値観，人間関係，仕事の複雑さ，変革に心を開くことなどを取り入れるサティア先生の成長モデルを活用し，組織を新たにしていく必要がある．医療における治療と癒しの間に葛藤があるように，この2つの視点の間にも葛藤がある．医療におけるリーダーと組織の試金石は，ヒエラルキー・モデルと成長モデルのバランスをとることであり，患者一人ひとりに Whole Person Care を実践する医師の仕事のように，相乗効果をもたらすことなのである．

文献

1) Satir V, Banmen J, Gerber J, Gomori M. Chapter 1, Perceiving the world. In：The Satir Model：family therapy and beyond. Palo Alto：Science and Behaviour Books, 1991. p.1–18.

2) Kearney MK, Weininger RB, Vachon ML, Harrison RL, Mount BM. Self-care of physicians caring for patients at the end of life："Being connected… a key to my survival". JAMA 2009；301(11)：1155–1164.

3) Shanafelt TD, Hasan O, Dyrbye LN, Sinsky C, Satele D, Sloan J, et al. Changes in burnout and satisfaction with work-life balance in physicians and the general US working population between 2011 and 2014. Mayo Clin Proc 2015；90(12)：1600–1613.

4) Rothman KJ, Greenland S. Chapter 2, Causation and causal inference. In：Modern epidemiology. 2nd ed. Philadelphia：Lippincott-Raven Publishers, 1998. p.7–28.

5) Bliss M. Chapter 3, The baby professor. In：Bliss M. William Osler. A Live in Medicine. Toronto：University of Toronto Press, 1999. p.80–121.

6) Saunders C. Care of the dying-1. The problem of euthanasia. Nurs Times 1976；72(26)：1003–1005.

7) Crew resource management [Internet]. Wikipedia, the free encyclopedia ; 2016 [cited 2016 Jul 26]. https://en.wikipedia.org/wiki/Crew_resource_management

8) Rosenman MF. Serendipity and scientific discovery. J Creative Behav 1988 ; 22 (2) : 132-138.

9) Darwin C. The voyage of the Beagle. Hertfordshire ; Wordsworth Editions Limited, 1997.

10) Westley F, Zimmerman B, Patton MQ. Chapter 1, The first light of evening. In : Getting to maybe. How the world is changed. Toronto ; Vintage Canada, 2007.

11) Suchman A. Chapter 3, Positive psychology and interpersonal neurobiology. In : Suchman A, Sluyter D, Williamson P, editors. Leading change in healthcare : Transforming organizations using complexity, positive psychology and relationship-centered care. New York ; Radcliffe Publishing, 2011. p.25-34.

12) Cooperrider DL, Whitney D. Appreciative inquiry : a positive revolution in change. San Franciso ; Berrett-Koehler Publishers, 2005.

13) Lee TH, Cosgrove T. Engaging doctors in the healthcare revolution. Harv Bus Rev 2014 ; 92(6) : 104-111.

14) Ryan RM, Deci EL. Self-determination theory and the facilitation of intrinsic motivation, social development, and well-being. Am Psychol 2000 ; 55 : 68-78.

15) Singhal A, Buscell P, Lindberg C. Inviting everyone : healing healthcare through positive deviance. Bordentown ; PlexusPress, 2010.

16) Suchman A. Chapter 4, Relationship-centered care and administration. In : Suchman A, Sluyter D, Williamson P, editors. Leading change in healthcare : Transforming organizations using complexity, positive psychology and relationship-centered care. New York ; Radcliffe Publishing, 2011. p.35-42.

第18章

癒しの医療

人は様々な部品が集まった組立品ではない.
正しく機能しないから病気なのではない.
病気なのは,魂が深い感情そのものまで
傷ついているからである.
魂の傷は非常に長い時間を要し,
時間だけが助けになる.
人類全体が魂を清めるために,
忍耐,困難な悔い改め,
人生における過ちの気づき,過ちの繰り返しから
自己を解放することを選んできたのである.

D. H. ローレンス『癒し』
(D. H. Lawrence:1885 年〜 1930 年,英国の小説家,
詩人,劇作家)

　ローレンス氏の詩は,医療全体として必要なことをうまく表現している.この詩
にあるように,医療は単に「様々な部品が集まった組立品」でなく,人命に関わる
大きな挑戦の一つである.病気による苦悩に立ち向かってきた,有史以来の人類の
奮闘である.医療には魂があると私は信じている.ローレンス氏の詩の魂のよう
に,医療は同じことを繰り返すことによってではなく,社会全体として魂を清める
ことによって癒される必要がある.アーノルド・J・トインビー氏(Arnold Joseph
Toynbee:1889 年〜 1975 年,英国の歴史学者,歴史哲学者)は,医療を「撤退と復活」と
呼んでいる [1].

傷

The Wound

　医療の中心にある傷は極めて単純である．それはケアを提供する人とケアを受け
る人との断絶である．この重要な関係性が崩れると，患者は医療によって傷つけら
れ苦悩する．一方，医療従事者は医療の本質的な部分である癒しの交流からの恩恵
を得られず疲れ果ててしまう[2]．逆説的ではあるが，トーマス・ムーア氏（Thomas
Moore：1940 年～，米国の心理療法士，元修道士）が「魂は，機能不全に陥ったところに
ある命への隙間を見つけ，下方からその隙間を通って命に入り込む」と述べている
ように，このような問題が医療の魂の癒しの始まりとなるであろう[3]．そして，必
要なことは時計の針を戻すことではなく，想像力を駆使して[4]，医学の進歩による
新しい恩恵（そして課題）を古代からの医療である医師と患者の癒しの人間関係[5]
と統合することである．

課　題

The Challenges

　癒しの医療において私たちは様々な課題に直面している．それらは現代の医療シ
ステムにおける輝かしい業績でもある．

◆ 医療技術

　医療技術が紆余曲折しながら過去 100 年間発展してきたことに疑いの余地はな
い．内科的・外科的な治療技術は IT（information technology：情報技術）により補完さ
れており，キーボードに触れるだけで患者一人ひとりの情報を瞬時に送信すること
が可能になった．このような変革は病気の管理と治療に革新的な進歩をもたらした
が，医師と患者の人間関係にはほとんど恩恵をもたらさず，むしろ関係性を大いに
損ねることになった．ルイス・トーマス先生（Lewis Thomas：1913 年～ 1993 年，米国の

医師，研究者，教育者，詩人，エッセイスト）は，「医師は，人との触れ合いがほとんどない，あるいは全くない状況で患者を診断し治療することができるようになった」と数十年前に指摘している[6]．患者や補助者がコンピューター上の質問に対して回答を入力することで病歴を取得することができるようになり，検査結果や画像診断が診察に取って代わるようになった．一部の専門領域では，内科医や外科医が治療後に経過観察のための診察をしないことさえある．このことは身体を機械とみるとうまくいくが，患者を人間としてみるとうまくいかない．エリック・キャッセル先生（Eric Cassell：1928年〜，米国のコーネル大学ワイル医学部公衆衛生の名誉教授．『苦悩の本質と医療の目標（The Nature of Suffering and the Goals of Medicine)』『癒しの本質：現代医療の実践（The Nature of Healing：The Modern Practice of Medicine)』などを執筆）は，「苦悩の原因は人間としての高潔性に対する脅威である．病気はそのような脅威となる深刻なものを象徴しており，脅威を経験している間は寄り添い支援してくれる人間を必要とする」と述べているが[7]，まさにそのとおりである．ほとんどの医療技術は患者と医師との距離を開き，癒しの過程に役立つどころか妨げているのである．

◆ 科学的根拠とデータ

科学的根拠とデータは身体的な現象と作用を測定するものである．概して，人間関係を測定するものではない．これは当然のことである．「科学的根拠が重要であり，それが医療の方向性を決める唯一の原則である」と考えない限り，必ずしも問題とはならない．現代の医療制度においては，糖尿病患者のヘモグロビンA1c（糖が非酵素的に結合したヘモグロビン．糖尿病患者における過去1〜3カ月の長期血糖コントロールの指標）をいかに管理したかが医師の評価となる[8]．ある患者を例にとると，目の前の患者と癒しの人間関係を築いたか，いかにケアしたかではなく，性的虐待の可能性を尋ねたかが医師の評価となる．人間関係を評価することは極めて困難であり，おそらく測定する必要はないであろう．しかし，科学的根拠とデータを重視する医療制度では，記録を重視し，人間関係を築きケアをすることは脇に押しやられてしまう可能性がある．

◆ スピードと効率性

　現代医療では，どの場面でもスピードと効率性が要求され，評価される．患者の在院日数や医師の外来・救命救急室での診察の所要時間を短縮することが強要されている．そのことが効率性と同義とみなされている．私たちの病院の外科病棟では，研修医や医学生が手術室に行く前の早朝に迅速な回診を行っている．スピードを上げるために，一人が一連の質問を尋ね，患者は手短に答え，もう一人がカルテに記録するようになっている．彼らはベッドからベッドへ速やかに移動し，患者は自分の順番が終わった後の追加質問はすげなく断られる．外科チームには時間がないのである．

　これはある種のスピードと効率性であるが，それは癒しをもたらさない．癒しには人間関係が必要であり [9]，人間関係を築くには時間が必要である．どのくらいの時間が必要であるかは予想することができないことが多い．大部分の患者は早く退院したいと思っており，早ければ早いほど患者は喜ぶかもしれない．しかし，時には十分な時間を必要とする場合もある．必ずしもゆっくりと行う必要があるわけではないが，癒しには効率性を最優先するのではなく，傾聴しながらしっかりと対応していくことが重要である．

　私がある病院の緩和ケア病棟で勤務していた時，効率性と癒しの明らかな対比を目にした．そこでは終末期患者の癒しを主たる目標としていたが，在院日数が監視されており，その対比は一層印象的であった．1〜2週間内（この緩和ケア病棟の平均在院日数）で亡くなると予測された患者が2週間後も比較的落ち着いていたら問題となるのである．患者と家族は普通にそのことを喜ぶだろう．緩和ケア病棟に移ることは，通常，患者に強い恐怖心を与えることになる．患者は緩和ケア病棟で受けた素晴らしいケアに感謝し，全身状態が落ち着いているのは緩和ケア病棟のケアと雰囲気のお陰であると考える．そのような状況の中で「別の医療機関に転院しなければならない」と伝えられた時の患者と家族の不満と抵抗感を考えてみてほしい．このように，スピードと効率性を重視する医療制度では，患者と家族に大きな傷を負わせることになることは明らかである．

◆ 統制と官僚組織

　大きな医療機関の官僚組織における最優先事項は，それを統制する責務である．私はマギル大学医療センターに所属しているが，全病床を管理している，医療従事者ではない管理者がいる[10, 11]．このような役人は一体何をしているのであろうか．その問いに対する答えを私は全く持ち合わせていない．医療従事者の観点から述べるとすれば，役人は臨床活動を監視し，収集したデータと設定した管理目標に基づいて医療資源の配分を決定しているようである．それ自体は見事であるが，現場はこれまで以上に忙しくなっている．癒しのためには時間と空間を創り出す必要があり，医療の使命と任務に対する全く異なる感性が求められている．

医学教育

Medical Education

　今まで述べた4つの課題は医学教育においても当てはまる．官僚組織は，全ての学生が一定の標準レベルに達する能力を身に付けるという目的を強調している．この過程は，特にITなどの技術によって推進され，教育とその効果を追跡することは比較的容易になってきている．スピードと効率性を重視することは暗示的あるいは明示的に教育されている．双方向教育は明確かつ測定可能な学習目標を立て，標準的な評価法で測定されることを科学的根拠として取り組むことになっている．その結果，学生は継続的かつ反復的に評価される対象となっている．これらの全てのことは理解可能であり，有益であると思われる．しかし，学生一人ひとりの成長のために時間と空間を創り出すことが不足しており，これは同様に重大な責務である．

解決策

The Solution

　しかし，上述した課題が問題なのではない．それらは医療においてバランスを失った結果陥った，重要な問題の症状の一つに過ぎない．医療と教育において，外面に焦点を当てることが，補完的である内面に焦点を当てることに取って代わってしまったことが問題である．言い換えれば，医療の魂の癒しとは，一人ひとりの患者と医療従事者の経験が内的資源と成長の可能性のための空間を創り出すことである．

　それではどのように進めたらよいのであろうか．私たちは上述の課題によって大きな進歩を遂げたが，このような進歩を捨て去る必要はない．しかし，病気と医療に意味をもたらすのは，一人ひとりの患者と医療従事者における癒しと成長の内的な過程なのである．この癒しと成長は，今までもこれからも変わらず医療を震え動かす鼓動なのである．私たちはこの鼓動に触れ続けなければならない．そのようにすれば，いかに患者へのケアを心にかけ，いかに提供していくかという観点で，医療は根本的な変革を遂げることになるであろう．本書が，医療において必要な変革をもたらす化学反応の触媒となることを心から願っている．

文献

1) Toynbee AJ. An analysis of growth. In：Somervell DC, editor. Arnold J Toynbee：A study of history. Abridgement of volumes I-VI. New York：Oxford University Press, 1978. p.247-282.

2) Kearney M, Weininger R. Chapter 10, Whole person self-care：self-care from the inside out. In：Hutchinson TA, editor. Whole person care：A new paradigm for the 21st century. New York：Springer, 2011.

3) Moore T. Introduction. In：Care of the soul：A guide for cultivating depth and sacredness in everyday life. New York：Harper Collins, 1992. p.xi-xx.

4) Moore T. Chapter 2, The myth of family and childhood. In：Care of the soul：A

guide for cultivating depth and sacredness in everyday life. New York：Harper Collins, 1992. p.25-54.

5) Hutchinson TA, Smilovitch M. Chapter 7, Experiential learning and reflection to support professionalism and professional identity formation. In：Cruess RL, Cruess SR, Steinert Y, editors. Teaching medical professionalism. Supporting the development of a professional identity. 2nd ed. New York：Cambridge University Press, 2016. p.97-112.

6) Thomas L. Chapter 6, Leech, leech, etcetera. In：The youngest science. Notes of a medicinewatcher. New York：Bantam Books, 1983. p.51-60.

7) Cassel EJ. The nature of suffering and the goals of medicine. N Engl J Med 1982；306(11)：639-645.

8) Ofri D. Quality measures and the individual physician. N Engl J Med 2010；363：606-607.

9) Hutchinson TA, Mount BM, Kearney M. Chapter 3, The healing journey. In：Hutchinson TA, editor. Whole person care：A new paradigm for the 21st century. New York：Springer, 2011. p.23-30.

10) Derfel A. MUHC planning another big move, this time for its administrative headquarters Montreal Gazette；29 April 2016.

11) Top MUHC official warns bed cuts, seasonal closures only way to meet budget [Internet]. Montreal：CBC News, 2016 Mar 15 [cited 2016 Sept 28]. Available from：https://www.cbc.ca/news/canada/montreal/muhc-closing-beds-1.3492373

索 引

解　説

　このたび，ハッチンソン先生が執筆した『Whole Person Care：Transforming Healthcare』を翻訳・出版することができて，非常にうれしく思っています．ハッチンソン先生は，カナダ・モントリオールにあるマギル大学医学部の Whole Person Care プログラムの責任者です（https://www.mcgill.ca/wholepersoncare/）．ハッチンソン先生は，アイルランド国立大学医学部を 1971 年に卒業され，マギル大学病院にて内科・腎臓内科を研修した後，米国のイェール大学で臨床疫学の第一人者であるフェインシュタイン先生のもとで研究をされています．そして，腎臓内科医として 1978 年にマギル大学に戻られました．1986 年に家族療法の先駆者であるサティア先生に出会い，家族療法の研修を 4 年かけて修了しています．2002 年からは緩和ケア医として勤務し，緩和ケア（palliative care）の言葉を作り出したマウント先生と一緒に Whole Person Care プログラムの開発に取り組み，2005 年から医学生に対してその教育を開始して現在に至っています．2013 年に第 1 回国際 Whole Person Care 学会，2017 年に第 2 回，2019 年に第 3 回を開催して，Whole Person Care の普及・啓発に励んでいます．

　私がハッチンソン先生に初めてお会いしたのは，2008 年にモントリオールで開催された国際緩和ケア学会においてです．それ以降，国際緩和ケア学会や国際 Whole Person Care 学会に参加するたびにお会いして親交を深めてきました．そして，日本ホスピス・緩和ケア研究振興財団は，これまでに 3 回海外演者としてハッチンソン先生をお招きしています．本書は，ハッチンソン先生の臨床経験に基づき，Whole Person Care をわかりやすく，広くかつ深く解説しています．ハッチンソン先生は博学で，多くの著書を引用しながら例示しています．また，ご自身のこれまでの人生の出来事を自己開示しながら，思いや考えを率直に表現しています．読者の皆様にはハッチンソン先生の優しく，かつ情熱的なお人柄に触れながら読み進めていただけるものと思っています．

　Whole Person Care の目指すものは，広く，深く，高いものです．ご参考まで

に，ハッチンソン先生が Whole Person Care について記述しているものを抜粋して，キーワードとキーセンテンスを以下のようにまとめてみました（表現の一部を変更しているものがあります）．

【Whole Person Care】

• 病気の治療と癒しの促進の両者こそが Whole Person Care の真意なのである(p.8)．

• 治療に癒しを統合することは実現可能であり，必要なものである（p.24）．

• Whole Person Care への取り組みとは，自分と患者と状況が調和することである（p.54）．

【癒し】

• 癒しとは，病気やけがを通して人間として成長することである（p.162）．

• 癒しは生まれつき人間に備わっている能力のことであり，病気のあらゆる時期においてその力を回復させる必要がある（p.25）．

• 癒しを促すとは，患者がすでにもっている資源を用いて，高潔性（integrity）と一体性（wholeness）に向けて前進できるように支援することである（p.95）．

• 癒しは，人生に元気や希望を与えるもの，大切にしているものに触れることによって始まる（p.6）．

• 癒しのためには時間と空間を創り出す必要があり，医療の使命と任務に対する全く異なる感性が求められる（p.184）．

【癒しの旅】

• 癒しの旅は，①天命，②天命の拒絶，③第一歩を踏み出す，④希望，⑤下降期，⑥鯨のお腹の中，⑦上昇期，⑧復帰期から成る（p.29）．

• 癒しの旅を始めるためには，自分の意に反して前に進むように，誰かに背中を押してもらう必要がある（p.30）．

• 苦悩を和らげることが最優先の目的であるとすれば，癒しの旅を支援しながら全人としての患者と関係性をもつ能力は全ての医療の基盤となる（p.70）．

- 癒しの旅は患者だけでなく医療従事者にとっても，癒し，成長，充実の秘訣となる（p.128）．
- 苦悩に対して距離を置いたり，背を向けたりする態度ではなく，真の共感と明確な境界線をもって患者の苦悩に向き合う時に患者の癒しの旅を共にすることができる（p.128）．

【物語】

- 物語を通して人々を支援することは，癒し人のアートに必須な要素である（p.133）．
- 癒しを促す方法として患者の物語により深く関わっていくことになる（p.134）．
- 尋ね聴く姿勢がお互いにしっかりとその場所に存在することをもたらすことが，癒しと物語の根源的な役割である（p.136）．

【マインドフルネス】

- マインドフルネスでは，意図していたところに注意を優しく戻す（p.62）．
- マインドフルネスの実践とは，目の前にいる人に焦点を合わせること，その人は私たちにとってかけがえのない存在として関わることに注意を集中させること，心を開きその人を全人として理解することを医療に取り入れることである（p.74）．
- 自分自身にゆとりをもつことが，社会に貢献することになる（p.59）．
- ゆっくりと行う態度が，患者や医療従事者の益となる（p.59）．
- 全てのことを急いで行うと体験の楽しさや価値を見失ってしまう（p.59）．
- 問題と解決の間に隔たりがある場合，そこにしっかりと存在するために，速度を落とし，落ち着いて，ゆとりをもって臨む必要がある（p.99）．
- よい医療を実践する秘訣は，注意を集中させることである（p.61）．
- 非常に集中した仕事では，自己意識が消失したり，時間感覚が変化したりする（p.63）．

【今この瞬間】

- 患者との関わりでは，期待にとらわれず，心をまっさらにして，今この瞬間，ここに留まり，心を開くようにする（p.75）．

- 効果的な思考と行動は，「今この瞬間にしっかりと存在すること」という非常に単純な技術によって決まる（p.99）．
- 今この瞬間を心から楽しむことは，深い次元での将来への最善の備えとなる．たとえ何が起きてもしっかりと生きることが人生の課題になる（p.155）．

【アイデンティティ】
- 身につけてほしい中核的なアイデンティティは，マインドフルネスに基づく臨床的な調和である．これは，今この瞬間に存在する「マインドフルネス」と，自己，他者，状況に気づく「調和」を統合したものである（p.118）．
- 私たちは傷つきやすく，かけがえのない価値のある人間であり，死すべき運命にあることを絶えず意識する（p.87）．
- 傷ついた癒し人として関わることが，癒しを促す鍵となる（p.16）．

【向き合う】
- 一人の全人として対応してもらうことによって，自分自身に向き合うことになり，病気に応じて成長する可能性がある（p.25）．
- 死の不安としっかりと向き合うと，私たちを深く結びつける共通の切望に関わることになる．ここから癒しの過程が始まる（p.89）．
- 重要なことは知識や説明ではなく，いかに相手と関わり心が通じるかである（p.114）．
- 患者の助けになり，癒しを促す関係を築き深めるために最も重要なことは，姿が見え，個人的であり，しっかりと向き合った会話であり，双方向の対話である（p.145）．
- 苦悩と向き合うことにより，癒しが患者と医療従事者の両者にもたらされる可能性がある（p.164）．

【価値観】
- 自分の深いところにある価値観にどれだけ触れることができるかが，現在と将来

の QOL を決めることになる（p.155）.

- 病気，そしてまさに人生に取り組むためには，一人の人間として自分自身の価値観が尊重され，高められる必要がある（p.6）.
- アスクレピオス的な姿勢は，自分の価値観に重きを置き，人生を楽しみ，身体的に生きることへの執着を少なくする（p.154）.

　私たちの心は，過去（後悔など）や未来（不安など）をさまよいます．私たちがWhole Person となり，身体と心の質を高めて「今この瞬間」に留まれば，苦悩する人々の癒しや成長を促すことが可能になります．医療 AI 時代では，「すること（doing）」に重きが置かれ，「あること（being）」がますます少なくなっています．「心を調え，心を開き，心を込める」秘訣を身につけることが必要になっています．本書が読者の臨床や教育・研修だけでなく，お一人おひとりの人生に豊かさをもたらすことになることを心から願っています．

恒藤　暁

京都大学大学院医学研究科　人間健康科学系専攻

京都大学医学部附属病院　緩和医療科

Whole Person Care 実践編
じっせんへん

医療 AI 時代に心を調え，心を開き，心を込める
いりょう　じだい　こころ　ととの　こころ　ひら　こころ　こ

発　行　2020 年 6 月 1 日　第 1 版第 1 刷 ©

著　者　トム・A・ハッチンソン

訳　者　恒藤　暁
つねとう　さとる

発行者　公益財団法人 日本ホスピス・緩和ケア研究振興財団

　　　　〒 530-0013　大阪府大阪市北区茶屋町 2-30

　　　　TEL 06-6375-7255　FAX 06-6375-7245

　　　　http://www.hospat.org

発　売　株式会社 三輪書店

　　　　〒 113-0033　東京都文京区本郷 6-17-9 本郷綱ビル

　　　　TEL 03-3816-7796　FAX 03-3816-7756

　　　　https://www.miwapubl.com

装丁・本文デザイン　新井　舞

印刷所　シナノ印刷株式会社

ISBN 978-4-89590-693-7　C 3047